Gerti Samel

W0059853

Gesund und schön mit
Lavendel

Sanfte und natürliche Haut- und Körperpflege. Mit der Aromaessenz
Krankheiten lindern und das Wohlbefinden steigern

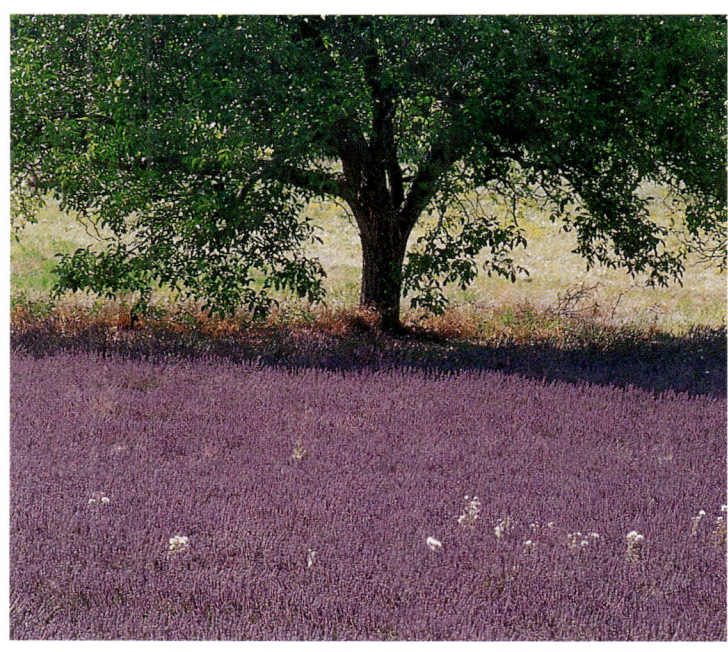

LUDWIG

Inhalt

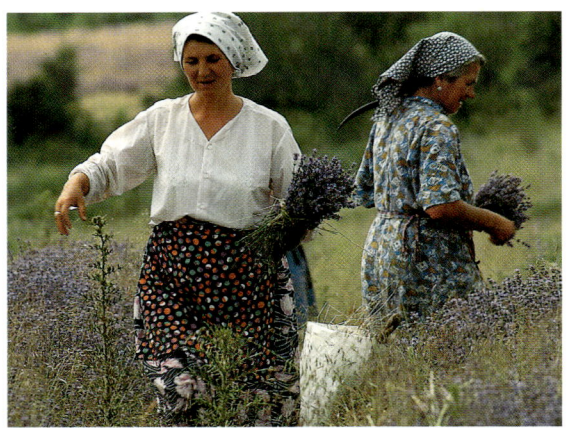

Lavendel gedeiht fast überall in Europa.

Vorwort   4

Die lange Tradition von Lavendel   6

Entdeckung für die Medizin   6

Die Epoche des Parfüms   8

Kleine Pflanzenkunde   12

Lavendelanbau weltweit   12

Die verschiedenen botanischen Sorten und ihre Nutzung   13

Die Inhaltsstoffe von Lavendel   20

Anbau im eigenen Garten   22

So wird Lavendel verwendet   26

Ätherisches Öl   26

Hydrolat   27

Tinktur   28

Fluidextrakt   28

Die Blüten   29

Auch Bienen sorgen für die Artenvielfalt von Lavendel.

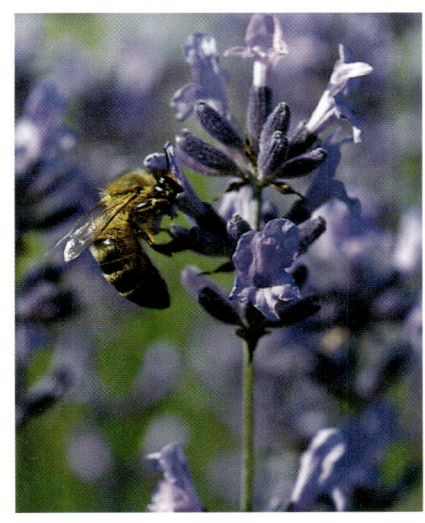

Homöopathische
Zubereitung 30

Lavendelöl in der Aromatherapie 32

Raumduft für
schöne Stunden 32

Wellness mit Lavendel-
bademischungen 34

Lavendelmassagen 36

Schönheitspflege mit Lavendel 38

Lavendelrezepte für
Haut- und Haarpflege 39

Das moderne
Parfüm 45

Die große Heilkraft von Lavendel 48

Beschwerden
von A bis Z 52

Erste Hilfe
mit Lavendel 78

Lavendel als
spiritueller Begleiter 81

Lavendelzubereitungen – effektiv für Gesundheit und Schönheit.

Eine Pflanze mit vielen Gesichtern 84

Lavendel im
Haushalt 84

Lavendel als
Insektenvertreiber 88

Kochen mit
Lavendel 89

Über dieses Buch 95

Register 96

Vorwort

Die magische Kraft des Lavendels bezaubert die Menschen seit Jahrtausenden. Doch gerade in den letzten Jahren ist das Interesse an diesem großen Universalheilmittel wieder gewachsen. Als hätte die blaue Blume den Nerv unserer Zeit getroffen, entdecken immer mehr Menschen ihren würzigen Duft und ihre vielseitige Heilkraft. In der modernen Aromatherapie ist Lavendelöl inzwischen die gefragteste Essenz. Als natürliches Nervenmittel kommt es im Grunde für alle modernen und stressbedingten Beschwerden infrage.

Nicht nur Mediziner, auch Dichter hat die Lavendelpflanze zu Lobeshymnen angeregt: So wird die wilde Schönheit der blauen Blume bereits in den Märchen aus Tausendundeiner Nacht im »Lied des Lavendel« besungen: »Ich bin wild. Ich halte mich fern der Gesellschaft ... auf, denn ich mag mich nicht in die Menge begeben! ... Frei, ich bin frei!«

Freiheit atmen

Wer einmal im Sommer in Frankreich durch die Provence gereist ist, wird den Anblick der sattblauen Lavendelfelder nie wieder vergessen. Vor allem an den frischen, würzig-süßen Duft wird man sich ein Leben lang erinnern, weil er mit einem ganz besonderen Gefühl der Weite verbunden ist. In der schweren, lavendelgeschwängerten Luft wirken bereits die typischen Heilstoffe der Pflanze aufs Gemüt: Man wird ruhig und nachdenklich, atmet tief durch, fühlt sich offen und frei.

Das Nützliche mit dem Angenehmen verbinden

Auch im Haushalt und in der Schönheitspflege ist das blaue Aroma wieder im Kommen. In vielen umweltbewussten Haushalten ersetzt der saubere, Insekten abwehrende und desinfizierende Duft eine ganze Reihe chemischer Mittel – vom Allzweckreiniger über Mottenkugeln bis hin zum Antimückenspray. In der Naturkosmetik spart Lavendelöl nicht nur Geld, sondern auch eine Menge zweifelhafter Substanzen für die Hautpflege.

Selbst in der Aromaküche scheint ein neues Lavendelzeitalter anzubrechen. Als extravagante Geschmacksnuance erobert sich das Würzkraut endlich auch in der deutschen Küche einen Platz.

Renaissance als Parfüm

Als Parfümnote fristete Lavendel bis vor einigen Jahren noch ein kümmerliches Dasein. Schuld war das »ältliche« Image seines Dufts. Doch auch das hat sich geändert. Seit Anfang der neunziger Jahre entdecken die großen Parfümeure die wilde Lavendelfrische wieder. Die Schwingung dieses charaktervollen Aromas scheint etwas zu signalisieren, wonach viele Menschen sich heute sehnen: Ruhe, Entspannung, Klarheit – und das Gefühl, mit sich im Reinen zu sein.

Aromatherapie mit dem Duft der blauen Blume

Als Nervenbalsam hat sich Lavendelöl in den letzten Jahren zum Renner entwickelt, weil es auf ganz besondere Weise entspannt. Ob als Massageöl, in Duftlampen oder als Badezusatz angewendet: Das Aroma beruhigt, ohne müde zu machen, und bringt Klarheit in jedes gedankliche Chaos. Nach getaner Arbeit hilft nichts besser beim Abschalten als ein Bad im Duft der blauen Pflanze.

Entspannen und sich wohl fühlen

Haben Sie auch Lust auf Lavendel bekommen? Kaufen Sie sich doch mal ein Fläschchen Lavendelöl, und riechen Sie daran. Sofort werden Sie spüren, wie dieses Aroma der Seele Flügel verleiht. Vielleicht finden Sie auch auf dem Balkon oder im Garten einen sonnigen Platz für einen dieser wunderbar duftenden Farbkleckse. Dann können Sie Ihren Lavendel selbst ernten und nach Wunsch verwenden. In diesem Buch finden Sie viele Ideen und Rezepte zum Nachmachen. Lassen Sie sich anregen von der neuen, blauen Welle!

Lavendel ist eines der wenigen Kräuter, die nie aus der Mode gekommen sind. Seine vielfältige und gleichzeitig sanfte Wirkung in Schönheitspflege, Aromatherapie und Naturheilkunde ist bis heute unübertroffen.

Lavendel
dein Duft aus blauer Tiefe
schenkt Ruhe
kühlt das Blut
und besänftigt die Seele

Die lange Tradition von Lavendel

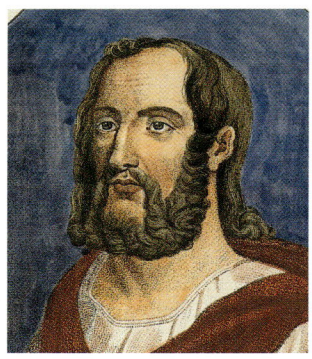

Der römische Schriftsteller Plinius beschrieb in seiner großen Naturgeschichte auch die Heilwirkungen von Lavendel.

Ein vielseitiges Kraut

Der Duft der Lavendelblüte hat schon viele Millionen Menschen berauscht, beruhigt und erfrischt, ganze Epochen der Parfümgeschichte hat er dominiert. Dichter, Heiler und Poeten sangen sein Hohelied, Hexen feierten damit ihre Rituale, Kinder wurden mit seiner Hilfe geboren. Manche Frauen erhofften sich Freier durch Lavendel, andere Hilfe gegen Unkeuschheit. Es gibt kaum eine Lebenssituation, in der die blaue Blume nicht schon einmal eine Rolle gespielt hätte.

Entdeckung für die Medizin

Die Geschichte des Lavendels beginnt bereits im 1. Jahrhundert n. Chr. In der Türkei wurde die Pflanze vor allem wegen ihres frischen Geruchs gerühmt, arabische Frauen benutzten die Essenz zur Haarpflege, und in der griechischen Mythologie wurden dem Kraut sogar Zauberkräfte nachgesagt.

In der Antike war bereits klar, dass Lavendel nicht nur fein duftet, sondern auch über gewisse Heilkräfte verfügt: Man schätzte ihn besonders wegen seiner beruhigenden und desinfizierenden Wirkung. Die alten Ägypter, im Umgang mit ätherischen Ölen noch besser bewandert als die Römer, sollen mit lavendelgetränkten Leinentüchern ihre Toten mumifiziert haben. Sie benutzten die Pflanze auch als Streu, um die Luft zu verbessern und um Krankenzimmer auszuräuchern. Bei religiösen Zeremonien gab man das Kraut dem Weihrauch zu.

Dennoch war es ein Römer, der die Lavendelpflanze als Erster für die Medizin erforschte. Plinius der Ältere fand im 1. Jahrhundert n. Chr. heraus, bei welchen Erkrankungen mit Lavendel Erfolge erzielt werden können. So wurde das Kraut erstmals zur Schmerzlinderung, bei Menstruationsbeschwerden sowie bei Magenschmerzen und Nierenleiden, Gelbsucht, Wassersucht und Insektenstichen eingesetzt. Viele dieser Wirkungen sind inzwischen auch wissenschaftlich erforscht und bestätigt.

Namensgebung durch die Römer

Die alten Römerinnen waren die ersten Hausfrauen, die ihre Wäsche mit Lavendelessenz parfümierten. Ihre Körper salbten sie mit Nardum ein, einer nach Lavendel duftenden Creme, und die Männer begossen sich derweil in ihren Bädern mit Wässern und Ölen, denen u. a. der Duft von Lavendelblüten zugesetzt wurde. Das hat der Pflanze höchstwahrscheinlich ihren Namen eingebracht: »Lavare« ist lateinisch und bedeutet waschen.

Lavendel als Mutmacher

Auch die römischen Soldaten, die Lavendel auf ihren Feldzügen mitnahmen, wussten warum: Die blaue Blüte heilt nicht nur Entzündungen, Wunden und andere Kriegsverletzungen, sie ist auch ein probates Nervenberuhigungsmittel gegen Angst vor kritischen Situationen. Mit Lavendel machten sich die Krieger Mut und stärkten ihr Selbstbewusstsein.

Während des Ersten Weltkriegs schien man sich an die alte Tradition der Römer zu erinnern. Als die chemischen Desinfektionsmittel knapp wurden, behandelte man auch die entzündeten Kriegswunden deutscher Soldaten mit Lavendelöl.

Im alten Rom entwickelte sich eine wahre Badekultur mit Lavendel. Denn zu den rituellen Waschungen gehörten die unterschiedlichsten Ölmischungen, die in den öffentlichen Bädern sogar in einem eigens dafür vorgesehenen Raum gelagert wurden. Diese Essenzen basierten meist auf einem Auszug aus Lavendel.

Mittel der Klostermedizin

In Mitteleuropa erlebte die Heilpflanze Lavendel im 15. Jahrhundert ihren ersten Durchbruch. Mönche brachten sie damals von Italien nach Deutschland, wo sie fortan in den Klostergärten angebaut wurde. Auch der Urvater der Ärzte, Paracelsus (1493–1541), schätzte den Lavendel sehr – als Heilmittel für überreizte Nerven und zur Stillung von Schmerzen. Zu seiner Zeit wurde übrigens bereits beobachtet, dass Lavendelpflücker von Tuberkulose verschont blieben. Grabräuber nutzten daraufhin die Pflanze als Zutat des Vier-Diebe-Essigs, mit dem sie sich während der großen Pestepidemien vor Ansteckung zu schützen versuchten.

Die Epoche des Parfüms

Mittelalterlicher Wäscheduft

Dass man Lavendel durch die Jahrhunderte hindurch gerne als Wäscheduft verwendete, zeigt ein Rezept aus dem Jahr 1526 »für die Zubereitung von Süßwasser für das Bettleinen: Drei Pfund Rosenwasser mit Nelken, Zimt, Sandel und zwei Hand voll Lavendelblüten sollen ein Monat lang in der Sonnen stehen, in einem wohlverschlossnen Glase, und dann destilliert werden in einer Bain-marie. Es ist wunderbar angenehm im Bette und wird der ganze Platz einen köstlichen Wohlgeruch haben.«

Auch im Elisabethanischen England war Lavendel sehr beliebt. So nähten sich die Frauen kleine Beutel, gefüllt mit dem duftenden Kraut des Lavendels, in ihre Röcke. Zur Reinigung und Aromatisierung im Haus wurden die frischen Lavendelzweige gebündelt und in den Räumen aufgehängt.

Der Duft der Könige

Gegen Ende des Mittelalters erfuhr der Lavendel eine Blütezeit als Duftnote. Die schon in der Antike bekannte Destillation war wieder entdeckt worden – und mit ihr das ätherische Öl aus Lavendelblüten. 1583 war erstmals das Oleum lavandulae in einer Schrift genannt. Es wurde schon damals »theuer verkaufft«. Hauptanbaugebiete des Lavendels waren die französische Provence und England, die bis heute die wichtigsten Europas geblieben sind. Die ersten königlichen Lavendelfans waren übrigens König Heinrich VIII. von England und seine Tochter Elisabeth I., die als Kind im königlichen Schlossgarten zwischen Lavendelblüten spielte. Das begründete ihre Liebe zu diesem Duft. Als Königin trank sie später Lavendeltee gegen ihre Migräneanfälle und inspirierte ihre Untertanen mit ihrer Vorliebe für üppige Kräutergärten.

Das Lavendelzeitalter

Im 19. Jahrhundert gab es eine zweite Königin, die in den Lavendel verliebt war: Königin Viktoria von England. Sie ließ ihre Gemächer sogar mit dem blauen Aroma präparieren.

Aber nicht nur die Queen, ganz England war damals verrückt nach diesem Kraut mit dem sauberen, erfrischenden Duft, weshalb die viktorianische Zeit auch die Lavendelepoche genannt wird. Junge Frauen trugen kleine Lavendelkissen im Dekolletee, in der Hoffnung, dadurch einen Freier anzulocken. Liebesbriefe wurden mit lavendelöl-getränkter Tinte geschrieben, und feine reiche Damen übergossen sich geradezu mit dem Duft, um sich vor üblen Gerüchen und Ohnmachts-anfällen zu schützen. Es war außerdem üblich, so genannte Vinaigrettes mit sich herumzutragen: kleine metallene Parfümbehälter, in denen ein mit Essig und Lavendel vollgesogener Schwamm lag, der vor schlechten Gerüchen schützen sollte.

Industrielle Verarbeitung der blauen Blume

Das damalige Zentrum englischer Lavendelproduktion lag in Mitcham, heute ein Vorort von London. Im 18. Jahrhundert produzierte die 1770 gegründete Firma Yardley bereits Parfüms und Seifen mit La-vendelduft. Englische Lavendelprodukte wurden weltweit bekannt, und englisches Lavendelöl galt als das feinste der Welt; es wurde sogar höher gehandelt als das französische.

Nicht nur als Parfüm, auch als Heilmittel wurde Lavendel im viktoriani-schen England verwen-det. Um Kopfschmerzen zu lindern und den Schlaf zu fördern, wurden kleine Sachets mit getrockne-tem Lavendel gefüllt und unter das Kopfkissen gelegt.

In der Antike gab man Duftstoffe Ölen und Salben bei, die in Steingefäßen aufbewahrt wurden. Erst später – nach der Entdeckung der Alkohol-destillation – konnte man Parfüms im heutigen Sinn herstellen.

9

Das berühmteste Lavendelwasser der Welt

1710 entstand in der Kölner Glockengasse 4711, eine Duftkreation aus Lavendel und Bergamotte, deren Name um die Welt ging: Eau de Cologne, das berühmte Kölnischwasser. Napoleon war verrückt nach diesem Gebräu. Er übergoss sich täglich damit, er trank es sogar. Das spritzige, frische Aroma von 4711 wurde so zum Symbol des stürmischen Eroberers.

Eine legendäre Begegnung

Im beginnenden 20. Jahrhundert war man des Dufts dann ein wenig überdrüssig geworden. Aber der französische Chemiker René-Maurice Gattefossé läutete mit einer unfreiwilligen Begebenheit eine neuerliche Lavendelrenaissance ein. Eines Tages verbrühte sich der Chemiker in seinem Labor die Hand und tauchte sie intuitiv in einen zufällig da stehenden Behälter mit Lavendelöl. Zu seinem großen Erstaunen heilte die Verbrennung zusehends ab und hinterließ nicht einmal Narben. Nun war Gattefossés Interesse geweckt. Er begann, Lavendel zu erforschen und veröffentlichte 1932 erstmals seine Erkenntnisse in einer Abhandlung über die antiseptischen Eigenschaften des ätherischen Lavendelöls. Später begann er auch andere aromatische Substanzen auf ihren medizinischen Nutzen hin zu untersuchen. 1937 ging er dann an die Öffentlichkeit: Mit seinen beiden Hauptwerken zu essenziellen Antiseptika und zu ätherischen Ölen gilt er heute als der Begründer der Aromatherapie.

Großes Comeback in den Neunzigern

Zu Zeiten unserer Großmütter war Lavendel der Duft der feinen alten Damen, die sich gerne darüber beklagten, dass das Leben an ihnen vorbeigerauscht sei. Mit dem Lavendelgeruch verband man etwas Altmodisches und Moralisierendes. Man assoziierte zarte, aber etwas »verstaubte« Bibliothekarinnen mit ondulierten Haaren, einer Neigung zu Spitzentaschentüchern und Ohnmachtsanfällen.

Das erste Rezept für ein Lavendelwasser stammt aus dem Jahr 1615. Damals bestand die Zusammensetzung aus Goldlack, Kaneel, Lavendel, Paradieskörnern und Zyperngras. 100 Jahre später macht dann das bekannteste unter den Lavendelwassern, das Eau de Cologne, mit einer ganz anderen Mischung Furore: Bergamotte, Lavendel, Orangenblüten, Rosmarin, Zitrone und Zimt.

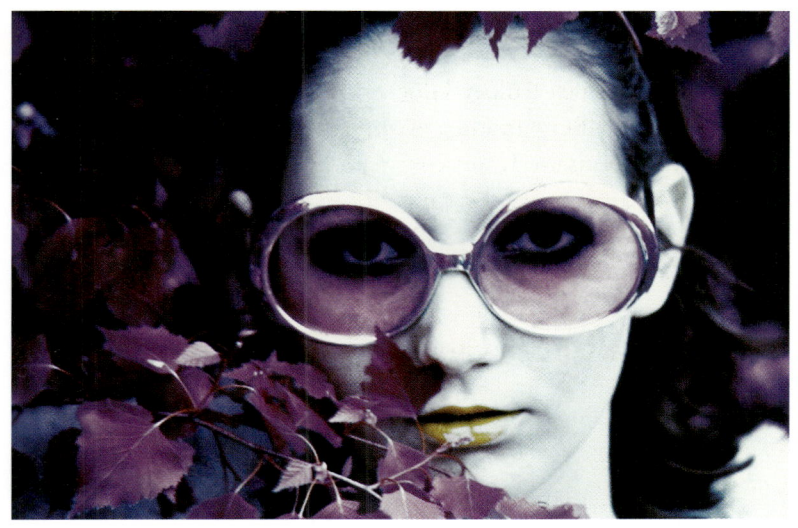

Lange Zeit verband man mit Lavendelduft hauptsächlich Seifen- und Badewasseraroma. Auch die siebziger Jahre waren eine eher patschuliumwölkte Ära.

In den siebziger und achtziger Jahren kamen die Düfte der Natur zwar wieder in Mode, doch die Blumenkinder standen mehr auf Patschuli und Sandel, später dominierten sinnliche Düfte wie Rose und Neroli. Um der Wahrheit die Ehre zu geben: Das Image des Lavendels hat sich bis heute gehalten. Doch es ist etwas Neues hinzugekommen. Lavendel wird gerade von der Parfümindustrie wieder entdeckt.

Ein gefragter Duft

Die Parfümeure der großen Kosmetikhäuser definieren den Duft als Symbol einer neuen Reinheit und Pureness. Models wie Manager reiben sich die coole Note der Individualisten gerne wieder hinters Ohr. Mögen es die Jungen vielleicht aus demselben Grund wie die gerade so moderne Hildegard von Bingen (1100–1179)? Die Klosterfrau lobte das Kraut, weil es Körper und Seele reinwusch, böse Geister und unreine Gedanken vertrieb und das Ich stärkte. Von innen heraus stark, nach außen hin geschützt, klar im Kopf und im Gefühl – das entspricht auch wieder dem heutigen Zeitgeist: Ich bin, wie ich bin – ich liebe Lavendel.

Der Lavendeleffekt ist variabel:
Befindet sich der Patient in einem »heißen« Zustand, z. B. bei Fieber oder Stress, wirkt Lavendel kühlend und beruhigend. Ist der Patient in einer »kalten« Verfassung, z. B. bei Kältegefühl oder Nervenschwäche, wärmt und stärkt Lavendel. Seine Wirkung auf die Psyche und auf den Körper ist immer dem Temperament einer Person zuzuordnen.

11

Kleine Pflanzenkunde

Lavendelanbau weltweit

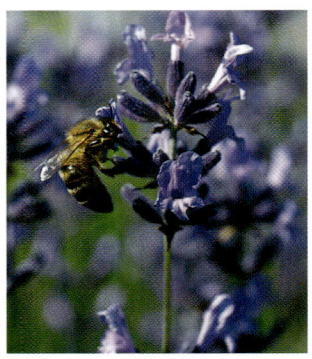

Auch Bienen haben dazu beigetragen, dass es heute so viele verschiedene Lavendelsorten gibt.

Lavendel ist die »Seele« der Provence, sagen die einen. Andere behaupten, er sei auch das Heilmittel der Provence. Sicher ist: Frankreich ist und bleibt das klassische Land des Lavendels. Rund um die Stadt Grasse, das Zentrum der Parfümindustrie, erstrecken sich weite Landstriche bis an den Horizont in den Schattierungen der blauen Blume.

Lavendel in Europa

Doch längst kann Frankreich den Lavendelbedarf nicht mehr decken. Deswegen werden inzwischen in vielen anderen Ländern große Mengen produziert. In Europa wächst und gedeiht der Lavendel heute vor allem in England und im Mittelmeergebiet – von Spanien über Marokko bis hinüber zum Balkan mit Ungarn und Bulgarien. Auch in Norditalien gibt es heute sowohl Kulturen als auch den so genannten gepflegten Wildwuchs: Die wilden Pflanzenheiden werden regelmäßig gesäubert und die Stöcke beschnitten.

Zwei Bedingungen für guten Wuchs

Bienen gelten als bester Freund des Lavendels. Wenn sie den Nektar der Blüte sammeln, stoppen sie damit den Nektarfluss. Die gesparte Zuckermenge nutzt die Pflanze, um mehr ätherisches Öl zu produzieren. Durch Bienen kann man die Ausbeute an Lavendelöl um bis zu 15 Prozent steigern.

Lavendel kann überall auf der Welt wachsen. Er braucht nur zwei Dinge: trockenen, sandigen, kalkhaltigen Boden und einen sonnenverwöhnten, möglichst hoch gelegenen Platz (ideal: 1500 bis 2000 Meter) irgendwo zwischen dem 40. und dem 42. nördlichen oder südlichen Breitengrad. Auf diesen Breitengraden sind heute fast auf der ganzen Erdkugel Lavendelfelder verstreut – z. B. im Süden der Halbinsel Krim, im australischen Tasmanien und selbst in Argentinien. Sogar auf der japanischen Insel Hokkaido wächst Lavendel, allerdings nur wegen seiner Blüten und nicht zur Ölherstellung.

Nur in England macht der Lavendel eine Ausnahme. Er gedeiht auf dem 50. Breitengrad. Das wichtigste Anbaugebiet der Briten liegt in Norfolk, einem regenarmen Gebiet mit lichten Kalkböden. Auch auf der Kanalinsel Jersey gibt es inzwischen eine Lavendelfarm.

Die verschiedenen botanischen Sorten und ihre Nutzung

Durch die Verbreitung auf der ganzen Erde haben sich inzwischen viele verschiedene Lavendeltypen entwickelt, und keineswegs alle blühen im typischen Farbton, der zwischen Flieder und Indigo changiert. Es gibt auch weiße, rosa und sogar grüne Sorten, und manche wild wachsenden Büsche in hohen Lagen haben an einer einzigen Pflanze weiße, rosa und purpurfarbene Blüten. Die Blütenstände können lang und locker, aber auch kurz und dicht sein. Auch vom Duft her weichen die einzelnen Arten zum großen Teil sehr stark voneinander ab. So reichen die Duftnuancen von fein-süß über hart-trocken bis hin zu krautig-stechend. Allen unterschiedlichen Lavendelpflanzen gemein ist jedoch eine – mehr oder weniger starke – kampferartige Duftnote.

Die Kultivierung des Wildkrauts

Bevor der Mensch begann, Lavendel zu züchten, gab es drei Urarten:
▶ Den Echten Lavendel (Lavandula angustifolia)
▶ Den Schopflavendel (Lavandula stoechas) und
▶ Den Speiklavendel (Lavandula latifolia)
In bestimmten Höhenlagen, in denen der Echte Lavendel und der Speik gediehen, wuchs schon immer durch Bienenbefruchtung eine natürliche Kreuzung der beiden,
▶ Der Hybride Lavandin (Lavandula intermedia)
Aus diesen Urarten und ihrer Kreuzung sind inzwischen von Menschenhand etliche Züchtungen entwickelt worden, die sich den jeweiligen klimatischen Bedingungen ihrer Heimatländer anpassten.

Seine Beheimatung in den kargen Höhen der Haute Provence verdankt der Lavendel eigentlich einem traurigen Ereignis: Im Zeitalter der Industrialisierung verließen viele Bauern ihre Landwirtschaft, und auf den nun unbearbeiteten Böden konnten nur noch sehr zähe Pflanzen gedeihen – wie der Lavendel. Und so breitete sich das Wildkraut auf dem kalkigen Land immer mehr aus, bis richtige Lavendelfelder entstanden.

Steckbrief Echter Lavendel

▶ Botanischer Name: Lavandula officinalis, Lavandula angustifolia

▶ Familie: Lippenblütler (Limiaceae)

▶ Herkunft: Ursprungsland ist Persien, doch inzwischen ist Lavendel eine typische Pflanze des Mittelmeergebiets. In Mittel- und Nordeuropa sind bestimmte, auf das Klima abgestimmte Züchtungen sehr beliebt.

▶ Beschreibung: Aufrechter, unten verholzter, etwa 50 Zentimeter hoher, immergrüner Halbstrauch. Die grünen, vierkantigen Zweige tragen blaugrüne, gegenständige Blätter. Auf aufrechten Stängeln wachsen in endständigen Blütenständen leuchtend blaue Blüten mit aromatisch-würzigem Duft. Ursprünglich eine Bergpflanze, die bis in Höhen von 1800 Meter wächst.

▶ Verwendete Pflanzenteile: Blüten, Blätter (teilweise)

▶ Erntezeit: Juli und August

▶ Inhaltsstoffe: ätherische Öle, Bitterstoffe

▶ Hauptwirkungen: beruhigend, antiseptisch, krampflösend, durchblutungsfördernd

▶ Besonderheiten: Das ätherische Öl ist ungiftig und kann sogar pur auf die Haut aufgetragen werden.

Im Juli und August ziehen die Sammler mit Rucksäcken und Handsicheln zu den weithin duftenden Lavendelhängen in Höhen zwischen 1000 und 2000 Meter, wobei die besten Qualitäten auf etwa 1200 Meter wachsen.

Echter Lavendel

Diese Sorte wird heute meistens als Lavandula angustifolia bezeichnet. Andere Namen sind: Lavandula officinalis, Lavandula vera. Man unterscheidet beim Echten Lavendel die wild wachsende und die kultivierte Variante.

Das aus Wildsammlung gewonnene Öl des Lavandula angustifolia ist das kostbarste und teuerste Lavendelöl überhaupt. Es heißt Lavendel extra. Der von Hand geerntete wilde Berglavendel gedeiht auf den steinigen Kalkböden der höchsten Berge Südfrankreichs, etwa auf dem Plateau des Contadour oder auf der Montagne de Lure.

Echter Lavendel hat den Nachteil, dass seine Ausbeute an ätherischen Ölen gering ist: nur etwa 0,5 bis 1,5 Prozent. Außerdem enthält er auch nur sehr wenig Kampfer. Trotzdem wird in der Aromatherapie gerade diese Sorte bevorzugt.

Abbau von wildem Lavendel

Mitten im Hochsommer, in der sengenden Mittagshitze, werden die Stängel der Lavendelpflanzen mit den Blütenrispen vom Strauch getrennt. Die Ernte zur Mittagszeit ist notwendig, weil der Lavendel dann den höchsten Gehalt an ätherischem Öl besitzt. Doch die Ausbeute bei dieser wild wachsenden Sorte ist äußerst gering bei sehr hohem Sammelaufwand: Man braucht 150 bis 160 Kilogramm Pflanzen, um ein Kilogramm ätherisches Öl zu gewinnen. Aus diesem Grund gilt das Öl Lavendel extra als echte Rarität, zumal es die Garantie bietet, weitgehend frei von Gift- und Pestizidrückständen zu sein.

Vom Wildkraut zur kultivierten Pflanze

Die kultivierte Schwester des wilden Lavendels entstammt der gleichen botanischen Sorte Lavandula officinalis oder angustifolia. Auf den Ölfläschchen steht meistens die Bezeichnung »Lavendel fein«. Angebaut wird diese Sorte in Höhen zwischen 600 und 1000 Meter. Berühmt dafür sind die Lavendelgebiete in den südfranzösischen Departements Drôme, Vaucluse und Alpes-de-Haute-Provence.
Der kultivierte Lavandula angustifolia, der in höheren Lagen übrigens auch biologisch (ohne Spritzmittel) angebaut wird, hat eine ebenfalls sehr geringe Ölausbeute. Man braucht für ein Kilogramm ätherisches Öl 120 bis 130 Kilogramm Blütenrispen. Auch der Ertrag dieses ätherischen Öls ist in Frankreich seit vielen Jahren nicht gestiegen. Pro Jahr werden nur etwa 100 Tonnen produziert.

Die richtige Sorte für Heilzwecke – Lavendel fein

Lavendel fein ist das gebräuchlichste Lavendelöl für medizinische Heilzwecke und in der Aromatherapie. Von seiner medizinischen Tauglichkeit her hebt sich der kultivierte Heillavendel übrigens kaum vom wilden Lavendel ab. Als allerbeste Qualität gilt Öl aus der Gegend um Barrême, das manchmal auch als Barrême-Öl bezeichnet wird, als zweitbeste das Lavendelöl »Mont Blanc«.

Lavendel extra ist das medizinisch heilkräftigste Lavendelöl und zugleich das teuerste. Es wird selten im Handel angeboten und selbst von Heilern nur für ganz bestimmte Zwecke verwendet, beispielsweise bei einer Geburt.

Im Garten blüht meist Lavandula angustifolia

Lavandula angustifolia ist die häufigste Gartensorte, von der es sehr viele Züchtungen gibt. Der Duft der blauvioletten, manchmal ins rosarote changierenden Blüten ist fein, kräuterartig süß und besonders mild, weil so gut wie kein Kampfer darin enthalten ist. Auch die schmalen, silbergrau schimmernden Blätter verströmen einen aromatischen Duft. Der mehrjährige, immergrüne Halbstrauch erreicht eine Höhe von 30 bis 75 Zentimeter und liebt mageren, trockenen Boden in voller Sonne. In unseren Breiten ist er allerdings nicht völlig winterhart.

Speiklavendel

Ein Hauch von Frankreich: Lavendel bringt die Düfte und die Stimmung der Provence in Ihren Garten oder auf Ihren Balkon, seine Farbe ruft Erinnerungen an das unvergleichliche Blau der südfranzösischen Lavendelfelder wach.

Andere Namen sind: Lavandula latifolia, Lavandula spica, Spik, Großer Lavendel, Speiknarde, Speikpflanze.

Der lateinische Bezeichnung »latifolia« (auf Deutsch großblättrig) bezieht sich auf die größeren Blätter dieser Sorte. Insgesamt ist die Pflanze mit 80 bis 90 Zentimeter deutlich höher als die anderen Arten. Die blaugrauen Blüten haben wegen des hohen Kampfergehalts einen etwas strengeren, stechenden, krautigen, »grünen« Duft.

Der Speik mag es heiß

Der erst im August blühende Speik gedeiht in Mittel- und Nordeuropa nicht gut, dafür umso besser in den heißen Mittelmeerländern. Er bevorzugt Felder in Höhenlagen zwischen 200 und 500 Meter und ist in den spanischen und französischen Kalksteinvorgebirgen zu Hause, kommt aber auch auf dem Balkan vor. Vor allem in Spanien wächst der Speiklavendel noch wild und wird wohl deswegen auch Spanischer Lavendel genannt.

Wegen ihres hohen Kampfergehalts hat diese Sorte die stärkste antimikrobielle Wirkung aller Lavendelarten. Speiköl kann sogar das Wachstum von Tuberkelbazillen hemmen, das ist wissenschaftlich nachgewiesen. In den sechziger Jahren wurde das ätherische Speiköl deswegen im großen Stil bei Lungentuberkulose eingesetzt. Auch in der heutigen Zeit, wo viele Tbc-Keime gegen Antibiotika resistent geworden sind, ist der Einsatz von Speik deshalb wieder interessant geworden.

Viele Aromatherapeuten und Naturheilärzte bevorzugen das Öl dieser Lavendelsorte wegen seiner Auswurf fördernden Wirkung bei der Behandlung von Bronchitis. Ein weiteres Anwendungsgebiet, auf dem speziell mit diesem Öl große Erfolge erzielt werden, sind streptokokkenbedingte Infektionen. Hier empfiehlt es sich, auch die Raumluft mit der Lavendelessenz gut zu desinfizieren, um sich vor Ansteckung zu schützen.

Ein begehrter Duft

Auch die Parfümindustrie schätzt die Essenz des Speiklavendels. Der wohl berühmteste damit aromatisierte Toilettenartikel dürfte die Speikseife sein. Manche Hausfrauen geben Speiköl wegen seines »sauberen« Aromas mit in die Waschmaschine. Vor allem die Spanier benutzen Speik als Insekten abtötende Duftnote für Möbelwachs, Raumsprays und Polituren.

Schopflavendel

Andere Namen sind: Lavandula stoechas, Lavande maritime (französisch), Arabischer Lavendel, Welscher Lavendel.

Der Schopflavendel ist seltener anzutreffen, weil sein Anbau eine recht langwierige Sache ist. Wild wächst er hauptsächlich in Frankreich und Spanien, wo er auch auf weiten Feldern kultiviert wird. Der Anbau des Schopflavendels erfordert sehr viel Geduld. Erst im dritten Jahr kann man mit einem mittelprächtigen Ertrag rechnen. Die Blüten haben größere Ausmaße und sehen etwas ausgefranst aus. Typisch für den Schopflavendel sind die petalenartigen Hochblätter, die wie ein Haarschopf aus den Blütenständen herausragen. Die Blüten duften krautig-herb und erinnern ein wenig an Kampfer. Im Gegensatz zu den meisten anderen Sorten meidet der Schopflavendel Kalkboden und zieht eher sandigen Untergrund vor.

Wenn es darum geht, die Raumluft zu reinigen und sich vor Ansteckung zu schützen, helfen zwei spezielle Lavendelsorten besonders gut: Speiklavendel und der stark kampferhaltige Schopflavendel.

Die Pflanzen des Schopflavendels sind relativ klein, seine Blüten dunkelviolett. Das Öl erinnert in seinem Duft stark an Rosmarin und muss vorsichtig verwendet werden, da es leicht toxisch ist.

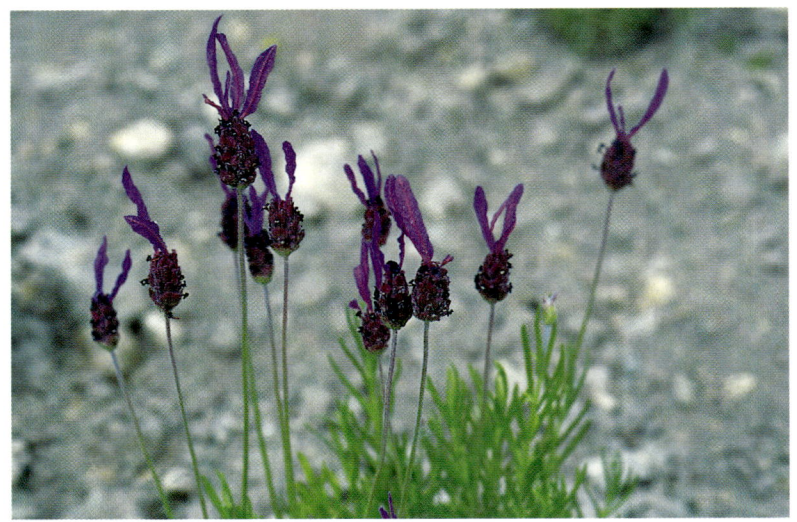

Nichts für Kinder und Schwangere

Das ätherische Öl aus dem Schopflavendel ist nicht ganz unproblematisch. Es hat einen sehr hohen Ketongehalt und gehört daher zu den leicht giftigen Ölen. Kinder, Schwangere und insulinabhängige Diabetiker sollten den Schopflavendel ganz meiden – er wirkt neurotoxisch und abtreibend. Bei Diabetikern kann es zu Hypoglykämie kommen. Manche Aromatherapeuten raten Laien aus diesem Grund vorsichtshalber gleich ganz vom Gebrauch dieser Sorte ab. Trotzdem hat der Schopflavendel seinen festen Platz in der Naturmedizin. Als gesichert gilt die Wirkung des Öls bei Bronchialasthma und Schnupfen. Häufig dient er auch der Luftreinigung in Grippezeiten sowie der Vorbeugung und Behandlung von Erkältungskrankheiten.

Das Aroma des Lavandin wirkt wie das aller anderen Lavendelsorten seelisch ausgleichend und beruhigend, besonders bei stressbedingten Beschwerden, innerer Unruhe und Angstzuständen.

Lavandin

Andere Namen sind: Lavandula intermedia, Lavandula hybrida.
Der Lavandin ist ein Hybride (Ergebnis von Kreuzungen) und damit unfruchtbar. Ursprünglich entstand er mittels Bestäubung durch In-

sekten aus dem Echten Lavendel und dem Speiklavendel. In Höhenlagen von 500 Meter wächst der Lavandin heute noch wild. Auch beim Anbau von Echtem und Speiklavendel in dieser Höhe kommt es immer wieder vor, dass in den Feldern zwischendurch eine Lavandinpflanze wächst.

Der Lavendel für das Postkartenidyll

Der Lavandin ist die Pflanze, die weitgehend das Landschaftsbild der Provence bestimmt. Er wird fast ausschließlich für die Parfümindustrie produziert. In den tiefer gelegenen Regionen rund um die Parfümmetropole Grasse wächst diese große, igelförmige, auf Masse gezüchtete Pflanze in endlos langen Reihen, die die maschinelle Ernte erleichtern.

Der Lavandin wird wesentlich größer als seine »Eltern« und hat mehr und größere Blüten, was eine entsprechend höhere Ausbeute an ätherischem Öl bedeutet (aus 70 Kilogramm Blütenrispen enthält man etwa ein Kilogramm ätherisches Öl). Die blumig-süß duftenden Blüten des Lavandin haben alle Schattierungen zwischen Blau, Violett und Pink. Der Strauch kann zwischen 40 und 100 Zentimeter hoch wachsen. Er wird auch gerne in Ziergärten angepflanzt. Ein sehr beliebter, traditioneller englischer Gartenlavendel ist z. B. der »Grappenhall« mit tief purpurroten Blüten.

Eine Sorte mit wenig Kraft – Grosso

Auch beim Lavandin unterscheidet man zwischen verschiedenen Züchtungen, beispielsweise Lavandin super, Lavandin abrialis oder Lavandin grosso. Der Grosso ist eine geklonte, also durch Stecklinge vermehrte Art mit reizvollen, dicken Blüten. Er hat unter den ohnehin ertragreichen Lavandinsorten die mit Abstand größte Ausbeute an ätherischem Öl. Man braucht nur 35 bis 50 Kilogramm Pflanzen für ein Kilogramm Essenz. Das geht allerdings deutlich auf Kosten der Qualität: Auf der Rangliste der verschiedenen Lavendelsorten steht der Grosso an letzter Stelle.

Bis zu 1000 Tonnen Lavandinöl werden jährlich in Südfrankreich produziert. Die Ausfuhr ist noch wesentlich größer, weil das Öl mit synthetischen Stoffen gestreckt wird. Beim Einkauf sollte man genau auf das Etikett schauen. Nicht näher bezeichnetes »Lavendelöl« kann mit Lavandin gestreckt sein. Nur zu 100 Prozent naturreine Lavandula officinalis ist der echte Heillavendel.

Mehr Duft – weniger Wirkung

Medizinisch ist das Öl des Lavandin ziemlich uninteressant, weil es nur einen Bruchteil der Wirksubstanzen anderer Sorten enthält. Im Notfall kann man es natürlich auch verwenden – als Raumduft wirkt es antiseptisch und wohltuend auf die Atemwege, vor allem bei Husten, Schnupfen und Bronchitis.

Reißenden Absatz hingegen findet der Lavandin in den Parfümfabriken von Grasse. Fast alle Parfüms, Seifen und Cremes mit Lavendelnote enthalten sein blumig-würziges Aroma. Auch zum Putzen oder als Duft für den Wäscheschrank sollte man auf jeden Fall dieses preiswerte Öl verwenden.

Die Bezeichnung »Lavendelöl« sagt sehr wenig über die Qualität des Produkts aus. Denn seine genaue chemische Zusammensetzung und damit auch die Wirksamkeit wird u. a. bestimmt durch Pflanzensorte, Anbaugebiet, Klima, Ernte- und Destillationsmethoden.

Die Inhaltsstoffe von Lavendel

Lavendel ist eine wissenschaftlich sehr gut erforschte Heilpflanze. Bis heute hat man etwa 200 verschiedene Inhaltsstoffe entdeckt, und wie es aussieht, dürften noch einige mehr hinzukommen. Doch Lavendel ist nicht gleich Lavendel. Seine wirksamen Bestandteile variieren je nach Sorte, Anbaugebiet, Erntezeitpunkt und Destillationsverfahren.

Linalylazetat – die heilende Kostbarkeit im Lavendel

Die wichigste Heilsubstanz, die übrigens auch für den Duft im Lavendel verantwortlich ist, heißt Linalylazetat. Es gehört zur chemischen Familie der Ester und steckt übrigens auch in der ähnlich wirkenden Römischen Kamille und im Muskatellersalbei. Linalylazetat ist die heilende Kostbarkeit im Lavendel. Der Gehalt dieses Wirkstoffs allein entscheidet über die medizinische Qualität einer Lavendelsorte. Je höher die Lavendelpflanze wächst, desto höher ist auch ihr Estergehalt. Allerbeste Lavendelqualität enthält bis zu 45 Prozent Linalylazetat. Ein alter Spruch unter Lavendelbauern heißt: »Lavendel ist eine Bergpflanze. Je tiefer er ins Tal kommt, umso weniger taugt er.« In der Tat verändert der Standort die Zusammensetzung der Wirkstoffe ganz beträchtlich, allen voran den Gehalt an diesem wertvollen Linalylazetat. Diese Substanz ist es übrigens, die das viel zitierte »blaue Wunder« des Lavendels vollbringt: den starken Einfluss auf Nerven und Psyche.

Die Wirkung von Linalylazetat
▶ Beruhigt das gesamte Zentralnervensystem
▶ Löst Verkrampfungen verschiedener Organe
▶ Schützt vor übermäßigen Reizen
▶ Lässt einen geistig zur Ruhe kommen
▶ Entspannt und macht dabei nicht müde
▶ Stärkt empfindsame Naturen
▶ Tröstet bei seelischen Tiefs
▶ Steigert das geistig-seelische Wohlbefinden
▶ Fördert die Ausschüttung des Hormons Serotonin (zur Entspannung) und sorgt für innere Gelassenheit
▶ Besänftigt übermäßige Emotionen
▶ Gleicht cholerische Anfälle aus
▶ Macht ängstlichen Menschen Mut
▶ Gibt sensiblen Naturen Kraft
▶ Sorgt für seelische Ausgeglichenheit
▶ Entspannt Körper, Geist und Seele

Mit den Essenzen aus der Lavendelpflanze können Sie für Ihr körperliches Wohl sorgen und Ihr seelisches Gleichgewicht finden. Ganz besonders wichtig für die Verwendung im geistig-emotionalen Bereich sind Tinkturen und Fluidextrakte aus der blauen Blume.

Linalool – der Bakterienkiller

Außer dem Linalylazetat, das mengenmäßig fast die Hälfte aller Wirkstoffe ausmacht, enthält der Lavendel noch eine weitere, wichtige Heilsubstanz: das Linalool.
Linalool gehört zur Gruppe der Terpenalkohole und zeichnet sich in erster Linie durch seine antimikrobielle Wirkung aus. Dieser Stoff ist für die antiseptische, entzündungshemmende Kraft des Lavendelöls verantwortlich. Er hindert nachweislich eine ganze Reihe krank machender Mikroorganismen an ihrem Wachstum, allen voran Escherichia coli (Kolibakterien), Candida albicans (Soorpilz), Staphylococcus aureus und Bacillus subtilis.

Drei Lavendelsorten im Vergleich

In jeder Lavendelsorte sind die Wirksubstanzen anders zusammengesetzt. Diese Tabelle zeigt die Verteilung der beiden wichtigsten Inhaltsstoffe in drei Lavendelarten.

Inhaltsstoff	Echter Lavendel	Speiklavendel	Lavandin
Linalylazetat	41,80 %	1,04 %	17,49 %
Linalool	28,40 %	42,10 %	33,30 %

Anbau im eigenen Garten

Normalerweise ist der Lavendel eine ziemlich robuste Pflanze, die Hitze, Wind und Kälte gut verträgt. Wenn sie eingeht, liegt das meistens an einem zu nassen Boden, von dem die Feuchtigkeit nicht abfließen kann.

Lavendel im eigenen Garten ist eine echte Bereicherung für Auge und Nase. Die genügsamen Pflanzen setzen violettblaue Farbakzente in Ihren Beeten und bezaubern durch ihren intensiven Duft. Zudem liefern sie z. B. den Grundstoff für schöne Wohndekorationen, duftende Kissenfüllungen und einen Beruhigungstee.

Die Vorbereitung des Bodens

Wenn Sie Lavendel in Ihrem Garten anpflanzen wollen, sollten Sie die sonnigste Ecke dafür aussuchen. Ein trockener, offener Platz, an dem sich keine Nässe stauen kann, ist der beste Standort. Die zweite Bedingung für das Gedeihen ist leichter, möglichst sandiger, kalkhaltiger Boden. Er sollte auf keinen Fall sauer, sondern alkalisch sein. Wenn Sie in Ihrem Garten schwere, lehm- oder tonhaltige Erde haben, können Sie diese vor dem Bepflanzen mit Lavendel durch etwas Sand oder Kies auflockern. Bei saurer Erde arbeiten Sie einfach etwas Gartenkalk mit ein.

Lavendel eignet sich auch sehr gut als Topfpflanze für Balkon oder Terrasse. Für die Erde und den Platz gilt das Gleiche wie für die Anpflanzung im Garten: Viel Sonne und viel in die Erde untergemischter Sand oder Kies – und Sie brauchen sich kaum mehr Gedanken um das Gedeihen des Lavendels zu machen.

Viele Sorten im Handel

In einen Ziergarten passt eine der großblütigen Lavandinsorten (Lavandula intermedia) sehr gut, im Kräutergarten empfiehlt sich auf jeden Fall der klassische, echte Heillavendel. Auch bei den Blütenfarben gibt es inzwischen eine große Auswahl. Manche Züchtungen haben weiße, rosa oder sogar grüne Blüten, die man wunderbar miteinander mischen kann.

Unser Klima ist zu feucht, und die Böden sind zu verschieden, um dem echten französischen Lavendel eine Überlebenschance zu bieten. Die kontinentalen Lavendelsorten haben beispielsweise größere Abstände zwischen den Blütenkränzen, so dass die inneren Blüten genügend Luft bekommen und nicht verfaulen.

Für welche Art auch immer Sie sich entscheiden – wichtig ist, dass Sie eine winterharte Gartenzüchtung nehmen, die auch mal eine strengere Frostperiode übersteht.

Pflegetips für den Eigenanbau

▶ Rupfen Sie regelmäßig Unkraut, besonders um junge Pflanzen herum. Wildkräuter können die Lavendelpflanze leicht ersticken.

▶ Im Frühjahr, wenn sich neue Triebe bilden, sollten Sie bei Trockenheit hin und wieder gießen.

▶ Im Sommer dürfen Lavendelpflanzen, die jetzt ihre Blüten bilden, nicht gewässert werden. Zu viel Feuchtigkeit (auch durch Regen) reduziert ihre Ölbildung.

▶ Bei Nässestau sollten Sie den Boden trocken halten und eine Drainage legen, z. B. mit Sand und Kies.

▶ Schneiden Sie Lavendelbüsche im März, damit sie im Sommer gut nachwachsen können. Auch nach der Ernte darf noch einmal zurückgeschnitten werden. Nur dann behalten sie ihre Kraft und ihre Igelform. Sollen die Lavendelbüsche niedrig bleiben, müssen im August die Blütentriebe direkt am Boden herausgeschnitten werden.

▶ Dünger braucht die Pflanze erst nach einigen Jahren. Hier empfiehlt sich jeweils im November etwas Kalidünger.

Für eine Beetumrandung werden die Pflanzen im Abstand von 40 Zentimeter, sonst alle 60 Zentimeter gepflanzt. Sehr schön wirkt auch ein Büschel aus mehreren Lavendelpflanzen als Blickfang mitten in einem Wildrasen.

Vermehrung durch Stecklinge

Garant für ein gesundes Wachstum des Lavendels in Ihrem Garten ist das regelmäßige Schneiden der Pflanzen. Die beste Zeit dafür ist gleich nach dem Ernten. So bleibt der Lavendel frisch und kräftig. Unbeschnittene Pflanzen dagegen verwildern und werden schlaff.

Wenn Sie Ihren Lavendel vermehren wollen, haben Sie zwei Möglichkeiten: entweder durch Stecklinge im Frühjahr oder durch Teilung des Stocks im Herbst. Zum Teilen wird die Pflanze ausgegraben, um sie bis hinab zu den Wurzeln halbieren zu können. Einen Pflanzenteil kann man dann wieder an der alten Stelle eingraben. Natürlich können Sie im Frühjahr auch aussäen.

So gewinnen Sie Stecklinge:

▶ Reißen Sie fünf bis zehn Zentimeter lange Seitentriebe mit einem Ruck in Richtung Wurzel von der Pflanze ab, so dass sich vom Hauptzweig noch etwas Holz mit löst.

▶ Dann stecken Sie die Setzlinge etwa zehn Zentimeter tief in die Erde – am besten in ein abgedecktes Keimbeet, um sie vor Nacht- und Bodenfrost zu schützen.

▶ Die Erde rundherum treten Sie fest und halten sie feucht.

Die Vermehrung über Stecklinge heißt Klonen: Die neue Pflanze ist identisch mit der alten. Auf diese Art können Sie dieselbe Mutterpflanze unzählige Male vermehren. Man benutzt diese Methode vorwiegend bei den unfruchtbaren Hybriden.

Lavendelöl wird kaum noch aus Wildpflanzen gewonnen; der Mammutanteil stammt aus kommerziellem Anbau auf weitläufigen Feldern. Hauptproduzent ist heute Bulgarien.

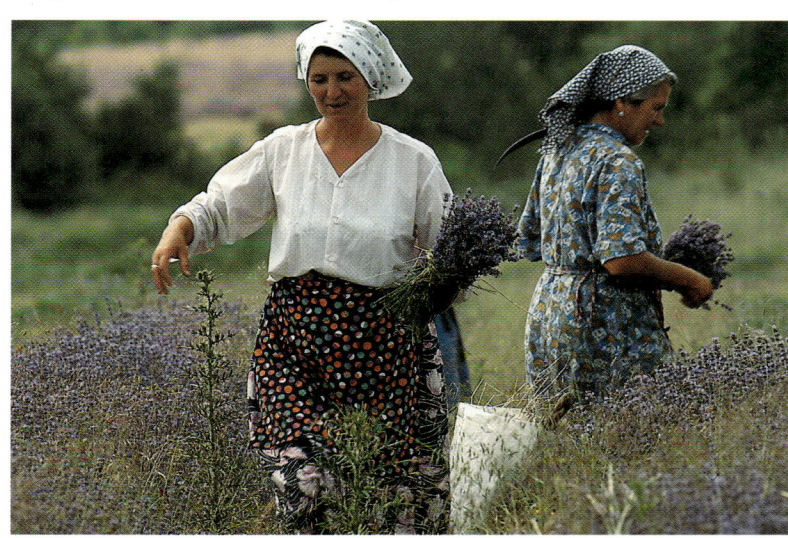

Die Ernte

Für professionelle Lavendelbauern ist der richtige Zeitpunkt für die Ernte sehr wichtig, denn mit ihm steht und fällt die Ausbeute an ätherischem Öl. Einerseits sollen die Blüten ihren höchsten Reifestand erreicht haben, andererseits nicht schon abfallen. Zudem muss die Ernte bei Sonnenschein geschehen. Zur Mittagszeit besitzt der Lavendel den höchsten Gehalt an ätherischem Öl.

Als Hobbygärtner müssen Sie es natürlich nicht so genau nehmen. Warten Sie einen Sonnentag im Juli ab, und schneiden Sie die Blüten mitsamt Stängel mit einer Handsichel oder Gartenschere. Lavendelblätter zum Würzen in der Küche können Sie natürlich das ganze Jahr über frisch ernten.

Das Trocknen der Blüten

Das Wichtigste beim Trocknen der Blüten ist Sorgfalt. Wenn Sie die Grundregeln beachten, können die Lavendelblüten über Jahre hinweg ihren Duft beibehalten.

▶ Bündeln Sie die Blütenstängel, und hängen Sie die Sträuße mit ausreichend Abstand kopfunter an einer Schnur auf. Zum Sammeln herabfallender Blüten können Sie ein Blatt Papier unterlegen. Der beste Platz im Haus ist ein schattiger, trockener und gut belüfteter Raum. Zu diesem Zweck im Treppenhaus aufgehängte Lavendelbüschel sind darüber hinaus auch sehr dekorativ.

▶ Während der Zeit des Trocknens sollten Sie nach Möglichkeit nicht an die Blüten stoßen, weil sich dabei sofort der Duft verflüchtigt. Durch das Trocknen verlieren die Blüten zwar ein wenig von ihrer Farbe, aber nicht von ihrem Duft. Sie können die Bündel bis zu ihrer Verwendung einfach hängen lassen.

▶ Wenn Sie Lavendelkissen oder -säckchen fertigen wollen, brauchen Sie nur die Einzelblüten. In diesem Fall breiten Sie die einzelnen Blütenstängel lose auf einem Regalbrett oder Tablett in einem gut durchlüfteten Zimmer aus. Nach dem Trocknen können Sie die kleinen Blüten behutsam von der Rispe abstreifen.

Das richtige Trocknen entscheidet mit über die Qualität Ihrer Lavendelernte. So kann die Pflanze bei Trocknung in der Sonne bis zu 24 Prozent ihrer ätherischen Öle verlieren. Verwenden Sie deshalb besondere Sorgfalt auf das sachgemäße Trocknen der Blüten.

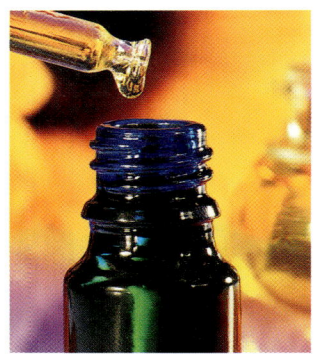

Lavendel wird meist als ätherisches Öl verwendet. Doch auch die anderen Zubereitungsformen sind hochwirksam.

So wird Lavendel verwendet

Lavendel steht uns heute in verschiedenen Formen und Zubereitungen zur Verfügung. Je nachdem, was man damit behandeln oder erreichen will, kann man auf die eine oder andere Darreichung zurückgreifen. Am häufigsten wird Lavendel als ätherisches Öl verwendet – nicht nur wegen dessen angenehmen Dufts, sondern auch, weil es eine der vielseitigsten Essenzen in Naturheilkunde und Kosmetik ist. Lavendelhydrolat dient vornehmlich der Schönheitspflege und der Parfümherstellung. Als Tinktur, Fluidextrakt und Tee ist Lavendel ein wichtiges Heilmittel der sanften Medizin. Während die homöopathische Aufbereitung dieser wichtigen Heilpflanze noch relativ unbekannt ist, dienen die frischen oder getrockneten Lavendelblüten seit Jahrhunderten als duftender Zimmerschmuck und als Schutz vor Insekten.

Ätherisches Öl

Ätherische Öle sind hochwirksame Pflanzensubstanzen, die von der Natur dafür vorgesehen sind, Stoffwechselvorgänge in der Pflanze zu regulieren und diese u. a. vor Parasiten zu schützen.

Ätherisches Lavendelöl ist die am häufigsten verwendete Aromaessenz für Körper und Seele. Man verwendet es für Hautöle, als Badezusatz, in Aromalampen, für Inhalationen, in Cremes, Salben und Wässern sowie als Parfümnote. Lavendelöl entsteht durch Wasserdampfdestillation. Bei diesem schonenden Verfahren bleiben die Inhaltsstoffe weitgehend erhalten. Die Pflanzen kommen in einen Behälter, der von warmem Wasserdampf durchströmt wird. Die sehr flüchtigen ätherischen Öle steigen dabei zusammen mit dem Dampf auf und werden in ein Kühlrohr geleitet, in dem sie sich als Flüssigkeit an den Wänden niederschlagen. Aus dem nach unten verlaufenden Rohr tropfen dann Wasser und ätherisches Öl in ein Auffanggefäß. Da Aromaöl leichter ist als Wasser, schwimmt es an der Oberfläche und kann relativ einfach vom Wasser getrennt werden.

Lavendelwasser

Lavendelwasser ist ein erfrischendes Duftwasser. Dabei handelt es sich um in Wasser verschütteltes ätherisches Lavendelöl, dem zur besseren Lösbarkeit des ätherischen Öls oft Alkohol zugegeben wird. Man kann es selbst herstellen oder fertig kaufen. Eines der berühmtesten im Handel erhältlichen Lavendelwässer ist das Eau de Cologne, das seine Duftnote einer Mischung aus Lavendel, Bergamotte und anderen Beigaben verdankt. Wegen des Alkoholgehalts empfehlen sich solche Toilettenwässer aber nur bedingt zur Hautpflege.

Hydrolat

Hydrolate nehmen eine Mittelstellung zwischen ätherischen Ölen und Kräutertees ein. Sie entstehen bei der Wasserdampfdestillation ätherischer Öle sozusagen als willkommenes Nebenprodukt und enthalten neben ätherischen Ölen auch die wasserlöslichen Inhaltsstoffe der Pflanze: Mineralien und Spurenelemente, Mineralsalze und Alkaloide. Da Hydrolate keinen Alkohol enthalten, sind sie hervorragend zur Hautpflege geeignet.
Neben Lavendelhydrolat gibt es beispielsweise auch noch Hydrolate von Rose, Neroli, Hamamelis, Kamille, Minze und Rosmarin gebrauchsfertig zu kaufen.

Wichtig:
Hydrolate sollten in dunklen Flaschen oder Gläsern aufbewahrt werden. Bei kühler Lagerung kann ein Lavendelhydrolat ein bis zwei Jahre lang halten.

Mild zur Haut

Lavendelhydrolat ist ein wunderbar sanftes und beruhigendes Gesichtswasser. Es wirkt bei Hautirritationen und gereizter Haut ausgesprochen ausgleichend. Man kann Lavendelhydrolat außerdem sehr gut für Kompressen oder als Badezusatz verwenden. Auch eine beruhigende Gesichtsmaske ist schnell gemacht. Tonerde oder Quark wird hierzu mit etwas Lavendelhydrolat angerührt.
Man bekommt Lavendelhydrolat in Apotheken, Reformhäusern und bei den Herstellern ätherischer Öle.

Tinktur

Eine Tinktur ist ein Auszug aus frischen oder getrockneten Heilkräutern. Um die Inhaltsstoffe des Lavendels zu extrahieren und zu konservieren, wird eine Mischung aus Wasser und Alkohol angesetzt. Lavendeltinktur, in der Apothekersprache Tinctura lavandulae genannt, ist eine gelbbraune Flüssigkeit, die in einer Konzentration von 1:5 hergestellt wird. Mit anderen Worten: Fünf Teile Tinktur enthalten das Gelöste von einem Teil Pflanzenmaterial.

Aus der ganzen Pflanze geschöpft

Anders als das ätherische Öl besitzt Lavendeltinktur auch die Lavendelsubstanzen, die bei der Destillation verloren gehen, beispielsweise bestimmte Bitterstoffe. Diese Bitterstoffe werden von Phytologen sehr geschätzt, weil sie eine sehr gute Wirkung auf Geist und Psyche haben. So wirkt sich z. B. das in Lavendel enthaltene Tannin positiv auf die Stimmung eines Menschen aus. »Tannine stärken Leib und Seele«, ist ein alter Spruch der Pflanzenheilkundler. Man nimmt sie allgemein zur Beruhigung und zur inneren, geistigen Festigung. Die übliche Dosis ist, falls nicht anders verordnet, dreimal täglich ein Teelöffel mit einem Esslöffel Wasser verdünnt. Lavendeltinktur gibt es in der Apotheke zu kaufen.

Achtung: Tinkturen bitte grundsätzlich nicht benutzen, wenn Sie gegen Alkohol allergisch sind, Alkoholprobleme oder ein organisches Leberleiden haben!

Einen alkoholischen Lavendelauszug können Sie auch selbst herstellen. Geben Sie dazu 200 Gramm Blüten in 1 Liter 70-prozentigen Weingeist oder Weinbrand. Die Flasche wird gut verschlossen 6 Wochen lang an einen kühlen, dunklen Ort gestellt. Schütteln Sie ihren Inhalt täglich kräftig durch, und seihen Sie die Blüten nach der Ansatzzeit ab.

Fluidextrakt

Lavendelfluidextrakt ist eine braune, dicke Flüssigkeit, die ähnlich wie die Tinktur durch einen Alkoholauszug aus der ganzen Pflanze entsteht. Ihr pharmazeutischer Name ist Extractum lavandulae fluidum 1:1. Das bedeutet: Ein Teil Extrakt enthält das Gelöste von einem Teil

Pflanzenmaterial. Der Fluidextrakt ist also fünfmal so stark konzentriert wie die Tinktur, enthält aber weniger Alkohol. Er wird verordnet, wenn man alle Inhaltsstoffe des Lavendels braucht, aber auf Alkohol verzichten sollte. Die Dosis beträgt üblicherweise bis zu dreimal täglich etwa 20 Tropfen, die man in etwas Wasser gelöst zu sich nimmt.

Stärkung für die Psyche

Lavendelfluidextrakt wird nicht sehr häufig verordnet, weil die meisten Heilpraktiker und Naturheilärzte keine große Erfahrung damit haben. Wie die Lavendeltinktur ist auch der Fluidextrakt eher für die Behandlung auf geistig-seelischer Ebene geeignet. Kundige Heiler verordnen ihn z. B. zur Persönlichkeitsstärkung eines labilen Menschen oder als Stimmungsaufheller. Auch hier sind es vor allem die Bitterstoffe, die den Fluidextrakt zum Heilmittel machen.

Die Blüten

Lavendelblüten gibt es einzeln oder als ganze Blütenstände zu kaufen. Sie haben frisch oder getrocknet ein äußerst breites Anwendungsspektrum. Wegen ihrer schönen Farbe und ihres angenehmen Dufts sind sie sehr beliebt als Bestandteil von Wohndekorationen. Mit Lavendelblüten kann man z. B. kleine Stoffsäckchen füllen und zum Vertreiben der Motten in Schränken auslegen. Lavendelpotpourris erfrischen die Raumluft. Auch in der Aromaküche benutzt man Lavendelblüten als dekoratives und aromatisches Würzmittel.

Lavendelblüten in der Medizin

In der Pflanzenheilkunde gelten Lavendelblütentees als Universalheilmittel gegen sehr viele körperliche und seelische Beschwerden – von Kopfweh über nervöse Magenbeschwerden bis hin zu depressiver Verstimmung und Schlaflosigkeit. Bei Schlaflosigkeit empfehlen Naturheiler ein Schlafkissen, das mit Lavendelblüten gefüllt ist.

Hildegard von Bingen empfiehlt in ihrer Heillehre Lavendelwein gegen Konzentrationsstörungen. Dazu kocht man 1 Esslöffel Lavendelblüten kurz in 1/2 Liter Wein aus biologischem Anbau auf, lässt ihn abkühlen und seiht die Blüten dann ab. Von diesem Wein trinkt man täglich nach den Mahlzeiten 1 kleines Gläschen.

Teeaufguss richtig gemacht

Lavendeltee wird aus den frischen oder getrockneten Blüten hergestellt. Die Prozedur ist die gleiche wie bei allen Kräutertees:

▶ Man rechnet als Standarddosis einen Teelöffel des getrockneten Lavendels oder zwei Teelöffel der frischen Blüten pro Tasse.

▶ Die Blüten werden mit kochendem Wasser übergossen.

▶ Damit sich die dabei gelösten ätherischen Öle nicht verflüchtigen, sollte der Tee unbedingt zugedeckt ziehen. Nach 10 bis 15 Minuten ist er trinkfertig.

▶ Wichtig: Lassen Sie beim Abnehmen des Deckels die ätherischen Öltröpfchen, die sich am Deckel gesammelt haben, in den Tee zurücktropfen.

So wirkt der Lavendeltee

Eine gute Einschlafhilfe ist folgende Mischung: 30 Gramm Lavendelblüten, 20 Gramm Melissenblätter, 20 Gramm Baldrianwurzel. Für 1 Tasse rechnet man 1 Teelöffel dieser Kräutermischung.

Heiß verabreicht wirkt Lavendeltee schweißtreibend und fiebersenkend. Er trägt außerdem zur Entgiftung des Körpers bei und beruhigt die Magennerven. Wegen seines etwas bitteren Geschmacks hat sich Lavendeltee pur nicht recht durchsetzen können. Sehr beliebt hingegen sind Lavendelblüten als Beimischung zu anderen, ähnlich wirkenden Teekräutern oder als Hauptbestandteil einer Mischung. Bestes Beispiel ist der berühmte Beruhigungs- und Schlaftee aus Lavendel, Melisse und Baldrian.

Homöopathische Zubereitung

Lavendelblüten gibt es auch in homoöpathischer Zubereitung. Entsprechende Präparate werden von verschiedenen Firmen hergestellt – beispielsweise »Lavandula siccata« von Weleda oder »Lavandula e floribus« von Wala. Homöopathische Lavendelpräparate wirken in erster Linie auf den Geist, und dies viel subtiler als andere Zubereitungen. Sie werden gerne verordnet, um ungesunde Persönlichkeitsstrukturen oder schädliche Verhaltensmuster zu beeinflussen. In erster

Linie dienen sie Menschen mit wenig Selbstvertrauen, die es allen recht machen wollen. Lavendel kann ihnen helfen, sich besser abzugrenzen, und verleiht ihnen die geistige Kraft und Klarheit, sich für ein eindeutiges Ja oder Nein zu entscheiden.

Wirkung in der Potenzierung

Für ängstliche Naturen, die ihre eigene Position schwer erkennen können und immer meinen, andere seien im Recht, eignet sich Lavendel in der homöopathischen Potenz D30. In der Potenz D6 kann er zarten, unsicheren und empfindsamen Menschen helfen, sich den Angriffen oder Gemeinheiten von anderen nicht mehr hilflos ausgesetzt zu fühlen und sich nicht immer so leicht in die Opferrolle hineindrängen zu lassen.

Trotz seiner guten Wirkung und einiger empirischer Erfahrung wird dieses Mittel aber nur selten verordnet. Der Grund: Es gibt dafür kein homöopathisches Arzneimittelbild. Lavendel ist (noch) nicht nach den Regeln der Homöopathie geprüft und untersucht worden. Doch nach bisheriger Erfahrung ist jede wirksame Pflanzenarznei auch in homöopathischer Aufbereitung ein starkes Heilmittel.

Nervösen Naturen hilft oft auch ein einfacher Trick, wenn sie nicht einschlafen können: Reiben Sie sich vor dem Zubettgehen die Schläfen mit ein wenig Lavendelöl ein. Der angenehme Duft beruhigt und entspannt innerhalb kurzer Zeit.

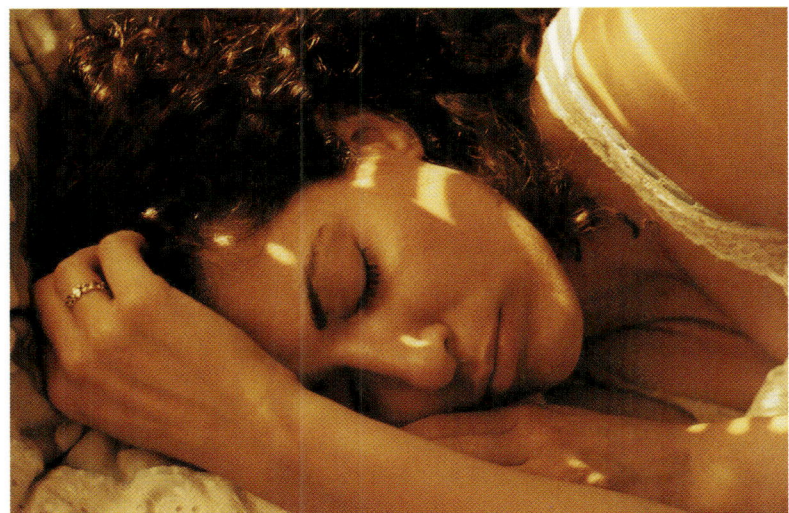

In der Homöopathie ist Lavendel noch ein Neuling. Dabei ist er ein ausgleichendes Mittel, das zu tiefer Entspannung verhilft.

31

Lavendelöl in der Aromatherapie

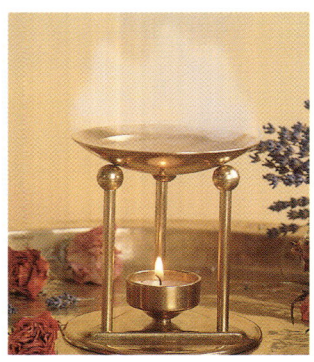

Lavendel rundet jede Aromamischung in der Duftlampe ab.

Wohltuende Wirkung auf Körper und Geist

In der Aromakunde, der Lehre von der Anwendung ätherischer Öle, ist Lavendelöl eine der am häufigsten verwendeten Essenzen, und das aus gutem Grund. Es besitzt nicht nur heilende Kräfte für die Nerven, sondern auch für den Körper, vor allem für die Haut. Schon die Ägypter benutzten Lavendelöl zur Schönheitspflege. Bis heute ist der entspannende Lavendelduft eine begehrte Zutat für wohltuende Bäder, Massagen, Raumdüfte, Naturparfüms u. v. m.

Lavendel in Verbindung mit anderen ätherischen Ölen

Lavendel verträgt sich mit fast allen ätherischen Ölen. Besonders gut harmoniert er mit den Aromen von Zitrusfrüchten, Blüten und Nadelbäumen. Das ausgleichende und vermittelnde Öl kann Substanzen miteinander verbinden, die normalerweise gar nicht zueinander passen. Gerade für Anfänger in der Aromatherapie ist das eine gute Voraussetzung.

Auch wenn es darum geht, mehrere Aromen miteinander zu mischen, spielt Lavendelöl eine wichtige Rolle. Als ausgleichendes und verbindendes Element kann es die Wirkung anderer ätherischer Öle unterstützen und zugleich eine Verbindung zwischen Düften schaffen, die sich sonst eigentlich nicht so gut vertragen. Gerade diese Brückenfunktion macht Lavendelessenz zu einem kostbaren Wirkstoff.

Raumduft für schöne Stunden

Die Aromatisierung von Wohnräumen ist zu einem beliebten Hobby geworden. Mit wachsender Begeisterung stellen viele Menschen in Büro, Praxis, Wohn- oder Schlafzimmer eine Aromalampe auf. Mit Naturaromen zu experimentieren macht aber nicht nur Spaß. Man kann damit auch bestimmte Stimmungen fördern und geistige oder gefühlsbetonte Prozesse unterstützen. Außerdem halten manche Düfte die Raumluft frisch und frei von Krankheitskeimen.

Die richtige Mischung für jede Stimmung

Je nach Intensität des ätherischen Öls gibt man zwischen 3 und 15 Tropfen in die mit Wasser gefüllte Schale der Aromalampe. Bei Lavendel müssen Sie sich kaum Gedanken über die Verträglichkeit mit anderen Duftnoten machen: Er lässt sich mit fast allem kombinieren.

▶ *Für eine frische und reine Raumatmosphäre*
7 Tropfen Lavendel, 5 Tropfen Zitrone

▶ *Eine beruhigende Schlafmischung*
4 Tropfen Lavendel, 3 Tropfen Melisse

▶ *Bei Schnupfen zum besseren Durchatmen*
8 Tropfen Lavendel, 4 Tropfen Zirbelkiefer

▶ *Zum Abschalten nach einem anstrengenden Tag*
5 Tropfen Lavendel, 2 Tropfen Kamille, 2 Tropfen Orange

▶ *Fürs Büro und für Konferenzen*
5 Tropfen Lavendel, 10 Tropfen Geranium, 3 Tropfen Eukalyptus, je 5 Tropfen Rosmarin und Sandelholz

▶ *Für klare Gedanken bei geistiger Arbeit*
5 Tropfen Lavendel, 5 Tropfen Grapefruit

▶ *Bei Kummer, Niedergeschlagenheit und depressiven Tiefs*
6 Tropfen Lavendel, 5 Tropfen Zypresse, 3 Tropfen Orange

▶ *Zur Zentrierung und Klärung des Geistes*
2 Tropfen Lavendel, 4 Tropfen Zeder, 3 Tropfen Bergamotte

▶ *Für meditative Übungen und zur inneren Sammlung*
Je 3 Tropfen Lavendel, Ysop, Zypresse

▶ *Gegen Stresskopfschmerzen und stressbedingte Nervosität*
5 Tropfen Lavendel, 4 Tropfen Pfefferminze

▶ *Zur Steigerung der Abwehr bei Erkältungsgefahr*
Je 4 Tropfen Lavendel, Majoran, Pfefferminze

▶ *Für geistige Anregung und Erfrischung*
4 Tropfen Lavendel, 5 Tropfen Petitgrain, 3 Tropfen Grapefruit

▶ *Nach einem Streit oder einer schlaflosen Nacht*
2 Tropfen Lavendel, 5 Tropfen Douglasia, 2 Tropfen Bergamotte

▶ *Für eine himmlische Liebesnacht*
1 Tropfen Lavendel, 2 Tropfen Jasmin, 2 Tropfen Rose

Lavendel kann sensiblen, introvertierten Menschen dabei helfen, sich mehr der Außenwelt zu öffnen. Jasminöl unterstützt dabei mit seinem warmen, sinnlichen Duft. Er öffnet das Herz und erzeugt positive Gefühle wie Optimismus und Selbstvertrauen.

Mixen Sie sich Ihre individuelle Wohlfühlmischung

Haben Sie Lust auf eigene Rezepte? Dann probieren Sie doch selbst Mischungen aus. Nebenstehend finden Sie aktivierende und beruhigende Duftöle. Je nachdem, wie Sie sich gerade fühlen, können Sie Ihre Zutaten wählen. Wenn Sie Ihrer Mixtur einige Tropfen Lavendelöl beifügen, kann eigentlich nichts schief gehen. Dieses vermittelnde und ausgleichende Aroma ist der Garant dafür, dass Ihre Zusammenstellung harmonisch wird. Insgesamt sollten Sie aber nicht mehr als drei oder vier verschiedene Essenzen mischen und höchstens 15 Tropfen in die Aromaschale geben. Da Lavendelöl sowohl beruhigend als auch anregend ist, können Sie es bedenkenlos für beide Wirkungen kombinieren.

Beruhigende Duftöle: Bergamotte, Geranium, Kamille, Melisse, Sandelholz, Zeder. **Aktivierende, die Konzentration fördernde Duftöle:** Eukalyptus, Latschenkiefer, Rosmarin, Pfefferminze, Muskatellersalbei, Grapefruit.

Wellness mit Lavendelbademischungen

An manchen Tagen sehnt man sich nur noch nach einem warmen Bad, um alle Sorgen, allen Stress und Streit fortzuspülen. Nichts ist schöner, als diese wohlverdiente Entspannung mit einem angenehmen Duft zu zelebrieren.

Doch es wäre fast schade, mit den ätherischen Badezusätzen nur ein Relaxprogramm in der Wanne zu feiern. In der richtigen Kombination können die Aromen auch anregen, vitalisieren oder die Körperabwehr stärken. Wichtig: Damit sich die ätherischen Öle im Wasser auflösen und ihre Wirkstoffe verteilen, müssen Sie immer eine so genannte Trägersubstanz dazugeben.

Folgende Trägersubstanzen eignen sich für die Badewanne:

▶ 1 Esslöffel unparfümierte Flüssigseife
▶ 1 Esslöffel Honig
▶ 1 Esslöffel Pflanzenöl wie Mandel-, Sesam- oder Olivenöl
▶ 1 Teelöffel Apfelessig
▶ 1/2 Becher Sahne
▶ 1 Esslöffel Milch
▶ 1 Hand voll Meersalz

Badezusatz selbst gemacht

Für einen Badezusatz aus eigener Produktion verrühren Sie zuerst die ätherischen Öle mit der Trägersubstanz in einem Schälchen. Lassen Sie dann das Wasser in die Wanne einlaufen, und geben Sie dabei die fertige Mischung direkt in den Wasserstrahl, damit sich die Öle optimal auflösen können.
Als Faustregel gilt: Pro Badewannenfüllung können Sie maximal 10 bis 15 Tropfen ätherisches Öl zugeben. Die Wassertemperatur sollte nach Möglichkeit knapp über 37 °C liegen. Die ideale Badedauer beträgt 20 Minuten. Am intensivsten wirken die Öle, wenn Sie sich nach dem Bad ins Bett legen und etwas nachruhen.

▶ Für wohltuende Entspannung:
10 Tropfen Lavendel, je 5 Tropfen Orange und Ylang-Ylang

▶ Bei Erkältung:
4 Tropfen Lavendel, 2 Tropfen Pfefferminze, 5 Tropfen Wacholder

▶ Zum Wachwerden am Morgen:
5 Tropfen Lavendel, 4 Tropfen Rosmarin, 3 Tropfen Geranium

▶ Für besseren Schlaf am Abend:
Je 5 Tropfen Lavendel und Myrte, 2 Tropfen Rose

▶ Zur Anregung der Sinnlichkeit:
2 Tropfen Lavendel, 2 Tropfen Rose, 4 Tropfen Ylang-Ylang

▶ Gegen dunkle Gedanken:
2 Tropfen Lavendel, 4 Tropfen Muskatellersalbei, 2 Tropfen Myrte

▶ Für innere Harmonie:
Je 4 Tropfen Lavendel und Geranium

▶ Bei Niedergeschlagenheit:
8 Tropfen Lavendel, 3 Tropfen Yasmin, 4 Tropfen Ylang-Ylang

▶ Zur Anregung des Kreislaufs:
2 Tropfen Lavendel, je 4 Tropfen Zitrone und Rosmarin

▶ Nach dem Sport:
1 Tropfen Lavendel, je 2 Tropfen Fichtennadel, Thymian, Eukalyptus

▶ Gegen verspannte Schultern:
6 Tropfen Lavendel und 2 Tropfen Cajeput

▶ Bei Menstruationsbeschwerden:
8 Tropfen Lavendel, je 3 Tropfen Melisse, Muskatellersalbei, Dill

▶ Bei rheumatischen Beschwerden:
2 Tropfen Lavendel, 5 Tropfen Rosmarin, je 3 Tropfen Lorbeer und Zirbelkiefer

▶ Bei Akne:
8 bis 10 Tropfen Lavendel

▶ Bei Nesselsucht:
Je 3 Tropfen Lavendel und Kamille

▶ Gegen Rückenschmerzen:
Je 3 Tropfen Lavendel, Ingwer, Majoran, Pfefferminze, Rosmarin

Zum Abschalten nach einem anstrengenden Arbeitstag oder in Stressphasen eignen sich Kombinationen von Lavendel mit antidepressiven, ausgleichenden und leicht anregenden ätherischen Ölen wie Bergamotte, Kamille und Geranium.

Lavendelmassagen

Massagen mit ätherischen Ölen gehören zu den sinnlichsten Behandlungen in der Aromatherapie. Dabei gelangen die wertvollen Pflanzenessenzen über Nase und Haut in den Organismus und entfalten dort sehr schnell ihre Wirkung. Wie bei den Badezusätzen gilt auch hier: Auf keinen Fall dürfen Sie die Substanzen pur auftragen. Sie müssen sie zunächst unbedingt mit einem fetten, pflanzlichen Träger- oder Basisöl verdünnen.

Rosmarin hebt die beruhigende Wirkung von Lavendel auf, so dass vom Lavendel nur noch die anregenden, energiespendenden Eigenschaften bleiben. Masseure nutzen die Kombination sehr gerne, wenn sie eine durchblutungsfördernde (Rosmarin) und eine aufbauende und vitalisierende (Lavendel) Essenz für ihr Massageöl brauchen.

Ein Pflanzenöl als Grundstoff

Als Trägeröl können Sie grundsätzlich jedes Pflanzenöl benutzen. Es ist aber sinnvoll, hochwertige Öle zu nehmen, weil diese die Haut zusätzlich pflegen und die Wirkung der Aromaessenzen unterstützen. Folgende Öle sind empfehlenswert:

▶ Jojobaöl
▶ Avocadoöl
▶ Süßes Mandelöl
▶ Macadamianussöl
▶ Weizenkeimöl
▶ Sesamöl
▶ Hagebuttenkernöl
▶ Hanföl
▶ Johanniskrautöl
▶ Kaltgepresstes Olivenöl

So stellen Sie Ihr Massageöl selbst her

Kaufen Sie sich ein 100-Milliliter-Fläschchen Trägeröl, gießen Sie ein paar Tropfen davon ab, und träufeln Sie vorsichtig die gewünschten ätherischen Öle hinein. Gut verschütteln, und die Mischung ist fertig. Als Faustregel für Haut- und Massageöle gilt folgende Mischung: Auf 10 bis 20 Tropfen ätherisches Öl kommen etwa 100 Milliliter Basisöl.

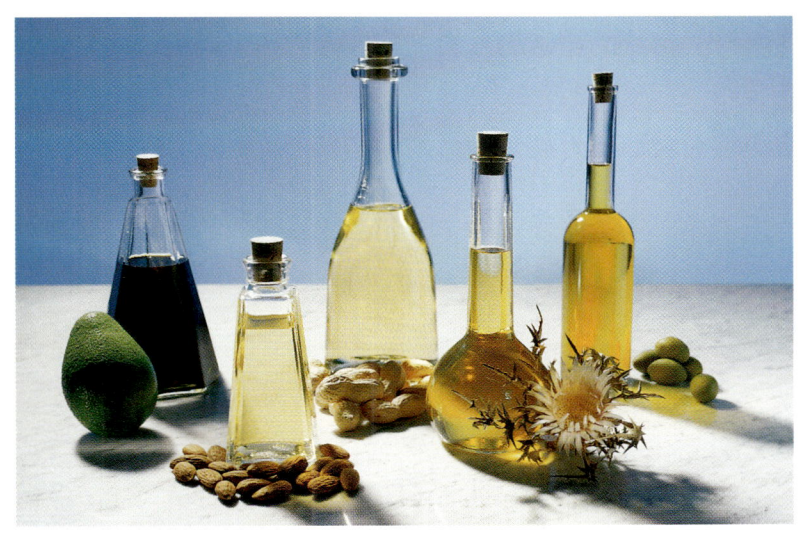

Für Bade- oder Massageöle sollten Sie besonders gute Pflanzenöle einkaufen, die Ihrer Haut noch ein Extra an Pflege geben.

▶ *Ein Energizer*

10 Tropfen Lavendel, 2 Tropfen Rosmarin

▶ *Bei rheumatischen Beschwerden und Muskelschmerzen*

3 Tropfen Lavendel, 6 Tropfen Kanuka, 5 Tropfen Teebaum, je 3 Tropfen Rosmarin und Ingwer

▶ *Gegen Stress*

5 Tropfen Lavendel, je 10 Tropfen Geranium und Kamille

▶ *Gegen schwaches Bindegewebe*

Je 2 Tropfen Lavendel und Orange, 5 Tropfen Zypresse, 4 Tropfen Wacholder

▶ *Zur Massage des Gesichts*

Je 3 Tropfen Lavendel, Neroli, Ylang-Ylang, 1 Tropfen Rose

▶ *Vor und nach dem Sport*

5 Tropfen Lavendel, 7 Tropfen Wacholder, 3 Tropfen Rosmarin

▶ *Bei Bauchweh und Unterleibsschmerzen*

Je 2 Tropfen Lavendel und Muskatellersalbei, 5 Tropfen Schafgarbe

▶ *Zur Steigerung der Abwehrkraft*

Je 2 Tropfen Lavendel und Manuka, 5 Tropfen Teebaum, 3 Tropfen Angelikawurzel

Wenn Sie sich für weitere Massageöle interessieren: Sie können die als Badezusätze konzipierten Rezepte ohne weiteres auch zur Zubereitung eines Hautöls verwenden.

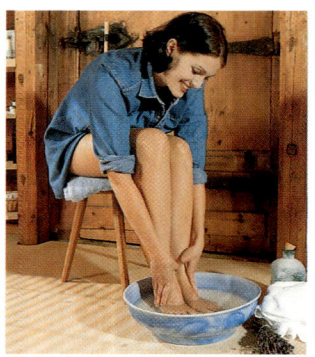

Wohltat für strapazierte Füße – ein Lavendelfußbad.

Schönheitspflege mit Lavendel

Für jeden Hauttyp geeignet

Lavendelöl ist seit Jahrhunderten ein begehrter Bestandteil der Gesichts- und Körperpflege. Wegen seiner hochwertigen, hautfreundlichen Inhaltsstoffe benutzt die Naturkosmetik dieses Schönheitsmittel für Haut und Haare.

Für kosmetische Zwecke sind vor allem zwei Zubereitungen des Lavendels interessant: das ätherische Öl und das Hydrolat.

Natürlich schön mit Lavendelöl

Ätherisches Lavendelöl enthält für den Teint sehr wichtige antiseptische, entzündungshemmende, beruhigende und zellerneuernde Substanzen. Es kommt für sensible Haut ebenso infrage wie für trockene, fettige, großporige, unreine oder normale Haut. Weil Lavendelöl die Zellteilung und die Regeneration des Gewebes ankurbelt, kann es reife Haut sogar straffen und frischer aussehen lassen. Auch Ekzeme heilen damit schneller ab.

Lavendelöl ist so hautfreundlich, dass man es auf kleinere Flächen sogar unverdünnt auftragen darf. Voraussetzung hierfür ist aber immer, dass keine spezielle Allergie vorliegt.

Das Hydrolat kühlt und erfrischt

Lavendelhydrolat ist ein spezielles, bei der Destillation anfallendes Wasser, das neben einer geringen Restmenge ätherischen Öls die gesamten wirksamen, wasserlöslichen Bestandteile des Lavendels enthält. Man benutzt es wie ein Gesichtswasser – zum Reinigen und Erfrischen. Bei Hautentzündungen und bei Sonnenbrand kommt vor allem der kühlende Effekt des Lavendelhydrolats zum Tragen. Viele Menschen benutzen dieses Wasser auch als Basis für Rasierwässer, Haarspülungen oder zum Anrühren von Gesichtsmasken.

Lavendelrezepte für Haut- und Haarpflege

Gesichtspeeling

Neben der täglichen Reinigung tut eigentlich jeder Gesichtshaut ein wöchentliches Peeling gut. Bei dieser sanften Massage werden die verhornten Hautzellen entfernt und das Gewebe gut durchblutet. Der Teint verliert seinen »Grauschleier« und wirkt wieder viel frischer und glatter.

Zutaten: 1 EL Haferkleie, 1 Tropfen Lavendelöl, wenige Tropfen Lavendelhydrolat

▶ Rühren Sie die Haferkleie und das Lavendelöl in einem Schälchen an, und geben Sie so viele Tropfen Lavendelhydrolat hinzu, bis eine cremige Paste entsteht.

▶ Nun feuchten Sie Gesicht, Hals und Dekolletee mit etwas Wasser an, und massieren Sie die Peelingpaste mit sanften, kreisenden Bewegungen ein.

▶ Lassen Sie das Ganze einige Minuten lang einwirken, und waschen Sie die Paste dann sorgfältig mit warmem Wasser ab.

▶ Zur Beruhigung und zur Klärung der Haut können Sie danach einen Wattebausch mit etwas Lavendelhydrolat tränken und das Gesicht damit erfrischen.

Gesichtswasser ohne Alkohol

Normale Haut, Mischhaut und sogar unreine Haut kann man morgens und abends mit etwas Lavendelhydrolat auf einem Wattebausch behandeln. Das ist nicht nur eine besonders sanfte Art der Reinigung, es bleibt auch eine feine Schicht heilender ätherischer Öle zurück, die vor Bakterien schützt.

Für junge und reife Problemhaut ist eine Mischung aus Apfelessig und Lavendelöl ein weiteres preiswertes und äußerst heilsames Gesichtswasser. Den Apfelessig einfach auf einen Wattebausch geben und einen Tropfen Lavendelöl darauf träufeln.

Nicht nur für das Gesicht, sondern für den ganzen Körper bietet Lavendel die richtige Pflege. Sie können sich Hautöle ganz leicht selbst herstellen, indem Sie ca. 100 Milliliter Trägeröl mit 50 Tropfen ätherischem Lavendelöl vermischen. Geeignet sind die Öle von Mandel, Jojoba, Traubenkern, Avocado, Haselnuss, Pfirsich oder Aprikose.

Der Lavendel hat hier in erster Linie eine reinigende und antiseptische Wirkung, während der Apfelessig adstringiert und wertvolle Nährstoffe in die Haut schleust. Außerdem verdünnt er das ätherische Öl und sorgt für die Wiederherstellung des Säureschutzmantels der Haut.

Gesichtswasser mit Alkohol

Sehr fettige, großporige Haut verträgt ein Gesichtswasser, das mit etwas Weingeist versetzt wurde und dadurch die Poren zusammenzieht.
Zutaten: 50 ml Lavendelhydrolat, 2–4 Tropfen Lavendelöl, 10 Tropfen Weingeist

▶ Rühren Sie alles zusammen an, und reinigen Sie das Gesicht mit der Mischung. Dieses stark erfrischende Gesichtswasser kann man übrigens auch als Rasierwasser benutzen.

Eine stark unreine Haut kann man abends nach dem Waschen mit Lavendelöl pur behandeln. Mit einem Wattestäbchen wird die Essenz einfach auf die entzündeten Pickel aufgetupft. Das sollte man jeden zweiten Abend wiederholen, bis sich eine Besserung zeigt.

Pickelbehandlung

Wenn ein Pickel bereits einen »Kopf« hat, können Sie ihn mit einem in Lavendelöl getränkten Wattestäbchen vorsichtig betupfen, um die betroffene Hautstelle zu desinfizieren. Sie sollten Pickel nicht einfach ausdrücken, denn bei unsachgemäßer Behandlung kann sich die Haut entzünden und eine Narbe zurückbleiben. Wenden Sie sich lieber an eine Kosmetikerin, die Hautunreinheiten sachkundig bekämpfen kann. Nach einer solchen Behandlung können Sie jedoch die Hautpartien mit Lavendelöl betupfen, um die Heilung sanft zu unterstützen. Auch auf zu viel Make-up sollten Sie bei Problemhaut verzichten, da es die Poren verstopfen und somit zu weiteren Pickeln führen kann.

Gesichtskompresse

Wenn die Haut aus irgendwelchen Gründen gereizt und gerötet ist, hilft eine beruhigende Lavendelkompresse.
Zutaten: 5–7 Tropfen Lavendelöl

▶ Geben Sie das Lavendelöl in etwas warmes Wasser. Tränken Sie ein Tuch damit, wringen Sie es aus, und legen Sie es auf das Gesicht.

Auch nach einem Sonnenbad oder sogar bei einem leichten Sonnen-brand können Sie den kühlenden, beruhigenden Effekt des Lavendel-hydrolats nutzen. Tränken Sie damit ein Taschentuch, und legen Sie es einfach aufs Gesicht bzw. die anderen betroffenen Hautpartien.

Feuchtigkeitsbehandlung für jede Haut

Herkömmliche Feuchtigkeitscremes enthalten neben Nährstoffen für die Haut eine Menge chemischer Substanzen, die nur dazu da sind, Wasser und Öl zu binden, der Creme ihre Konsistenz zu geben und sie zu konservieren. Diese Substanzen können Sie sich sparen, wenn Sie Wasser und Öl jedesmal direkt vor dem Auftragen frisch in der Handfläche mischen.

Eine Feuchtigkeitsbehandlung, die sich für jede Haut eignet, ist bei-spielsweise eine Kombination aus Jojoba- oder Mandelöl mit Laven-delhydrolat, deren Mischungsverhältnis Sie selbst bestimmen kön-nen. Damit führen Sie Ihrer Haut genauso viel Fett und Feuchtigkeit zu, wie sie braucht, und zusätzlich schleusen Sie die zellerneuernden Lavendelsubstanzen mit ein.

Zutaten: einige Tropfen Lavendelhydrolat, einige Tropfen Jojoba- oder Mandelöl

▶ Nach der gründlichen Reinigung der Haut öffnen Sie die Deckel Ihrer Fläschchen mit dem Lavendelhydrolat und dem Jojoba- oder Mandelöl.

▶ Legen Sie die Handfläche auf die Öffnung der Ölflasche, und dre-hen Sie sie um, so dass sich ein kleiner Ölkreis auf Ihrer Handfläche sammelt.

▶ Auf diesen Klecks träufeln Sie nun einige Tropfen Lavendelhydro-lat. Wie viel wässrige und wie viel fette Anteile Ihrer Haut gut tun, probieren Sie am besten selbst aus.

▶ Vermischen Sie das Öl mit dem Wasser vor dem Auftragen gründ-lich mit den Fingerspitzen. Die entstandene Emulsion sollte dann mit sanften und kreisenden Bewegungen in die Gesichtshaut einmassiert werden. Eventuell überschüssiges Öl können Sie bequem mit einem Kosmetiktuch aufsaugen.

Mit selbst gemachter Feuchtigkeitscreme spart man nicht nur eine Menge Geld, sondern kann man auch sicher-gehen, dass der Haut kein Schaden durch synthetische Duft- und Konservierungsstoffe zugefügt wird.

Gesichtspflege mit Variationen

Wenn Sie Ihre Haut zusätzlich verwöhnen wollen, können Sie diesem Rezept noch einen Tropfen eines hautpflegenden ätherischen Öls hinzufügen, das zu Ihrem Hauttyp passt:

▶ Lavendel oder Rose (für jeden Hauttyp)

▶ Immortelle (für unreine Haut)

▶ Römische Kamille (für fettige, unreine Haut und bei Akne)

▶ Blaue Kamille (für trockene, gereizte Haut)

▶ Ylang-Ylang (für sensible, fettige Haut)

▶ Neroli (für trockene Haut)

▶ Weihrauch (für reifere Haut)

▶ Palmarosa (für empfindliche, problematische Haut)

▶ Myrrhe (für zu Falten neigende Haut)

▶ Orange (für schlaffe Haut)

Für die Haut- und Schönheitspflege eignen sich vor allem Kombinationen mit Geranium, Rosengeranie, Ylang-Ylang, Jasmin, Immortelle, Römischer Kamille, Neroli und Rose. Ein sehr hautfreundliches Duftöl, das gut zu Lavendel passt, ist Palmarosa.

Lavendelshampoo

Nach einer Haarwäsche mit diesem Shampoo wird Ihr Haar einen wunderbaren Duft haben. Es ist für alle Haartypen geeignet.

Zutaten: 4 Tropfen Lavendelöl, 4 Tropfen Myrtenöl, 100 ml neutrale Flüssigseife oder unparfümiertes Shampoo

▶ Entweder Sie mixen sich vor jedem Haarewaschen Ihre Portion extra in einem kleinen Schälchen zusammen, oder Sie träufeln die ätherischen Öle direkt in die Shampooflasche. Rechnen Sie für eine 250-Milliliter-Flasche etwa 24 Tropfen ätherisches Öl.

▶ Danach die Flasche mit der Öl-Shampoo-Mischung auf den Kopf stellen, um alles gut zu vermengen.

Ölkur als Sonnenschutz für trockenes Haar

Haar wird spröde und splissig, wenn man viel im Meer oder in gechlortem Wasser badet. Diese Ölkur schützt das Haar vor dem Austrocknen. Man sollte sie allerdings regelmäßig anwenden: mindestens einmal pro Woche vor dem Haarewaschen.

Zutaten: 5 Tropfen Geraniumöl, 5 Tropfen Lavendelöl, 15 Tropfen Linaloeholzöl, 5 Tropfen Sandelholzöl, 50 ml Jojobaöl

▶ Verschütteln Sie in einem Fläschchen alle Öle gut miteinander, und massieren Sie die Mischung mindestens 2 Stunden vor dem Haarewaschen in die Haare ein.

▶ Bei längerem Haar tragen Sie das Haaröl mit einem damit getränkten Wattebausch Strähne für Strähne auf.

▶ Dann setzen Sie eine Plastikduschhaube auf und wickeln darüber ein Handtuch, um die Wirkung der Haarpackung durch Wärme zu intensivieren. Sie können sich auch eine Zeit lang unter die Trockenhaube setzen oder die Packung über Nacht einwirken lassen.

▶ Wichtig ist, dass Sie Ihr Haar nach der Behandlung mit einem milden, rückfettenden Shampoo waschen, das die Haare nicht zu stark entfettet.

Tipp Wenn Ihr Haar dazu neigt, schnell splissig und trocken zu werden, können Sie diese Ölkur an Strand- oder Schwimmbadtagen auch tagsüber auftragen. Nehmen Sie einfach ein Fläschchen davon in der Badetasche mit. Viele Frauen flechten sich mit dem öligen Haar lustige Zöpfe oder binden es zu einem Pferdeschwanz zusammen – ganz im modernen Wetlook.

Für die tägliche Haarwäsche können Sie sich ganz einfach ein Lavendelshampoo mixen. Sie benötigen dazu ein Shampoo mit einem neutralen pH-Wert, dem Sie Lavendelöl zufügen. Dabei kommen z. B. auf eine 100-Milliliter-Flasche 60 Tropfen des ätherischen Öls.

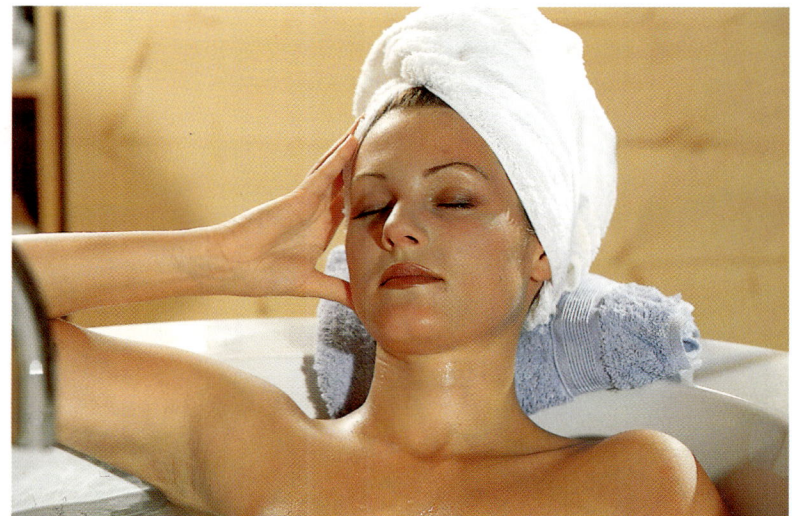

Sie können die Lavendelhaarpackung auch beim Baden einwirken lassen – und dabei so richtig schön entspannen.

Ein Bad für raue Hände

Wenn Sie viel mit Wasser oder im Garten gearbeitet haben und Ihre Hände sich rau und rissig anfühlen, kann sich die Haut mit einem aromatischen Handbad wieder regenerieren.

Zutaten: 1 Tropfen Vetiveröl, 3 Tropfen Lavendelöl, 2 Tropfen Bergamotteöl, 2–3 TL Jojobaöl, warmes Wasser

▶ Verrühren Sie das zähflüssige Vetiveröl mit den dünnflüssigeren anderen Essenzen und 1 Teelöffel Jojobaöl.

▶ Dann geben Sie die Mischung in eine mit warmem Wasser gefüllte Schüssel. Baden Sie Ihre Hände etwa 20 Minuten lang in diesem heilenden Duftwasser.

▶ Danach tupfen Sie die Hände vorsichtig trocken, um nicht alle Wirkstoffe gleich wieder zu entfernen, und reiben Sie sie mit dem übrig gebliebenen Jojobaöl ein. Überschüssiges Öl können Sie mit einem Kosmetiktuch abtupfen.

Rissige Hände werden wieder weich und geschmeidig mit einer Lavendelölcreme. Verrühren Sie 3 Tropfen Lavendelöl mit 1 Teelöffel Weizenkeimöl, und cremen Sie Ihre Hände morgens und abends gut damit ein. Sie können die Behandlung unbedenklich so lange fortsetzen, bis die Beschwerden verschwinden.

Nagelpflegebad

Trockene, spröde, leicht splitternde Nägel sind oft ein Zeichen dafür, dass dem Körper Mineralien oder Spurenelemente fehlen. Die sollten Sie – nach vorheriger Haarmineral- oder Blutanalyse durch den Arzt – gezielt in Form von Tabletten zu sich nehmen. Zusätzlich können Sie Ihre Nägel aber auch von außen ernähren.

Zutaten: 3 Tropfen Lavendelöl, 2 Tropfen Niaouliöl, 1 Kapsel Vitamin-E-Öl, 1/2 TL Flüssigseife, 1 Schale warmes Wasser, 1 EL Jojobaöl

▶ Geben Sie die beiden ätherischen Öle und das Vitamin-E-Öl zunächst in eine Schale, und verrühren Sie alles mit der Flüssigseife.

▶ Danach füllen Sie die Mixtur mit etwas warmem Wasser auf und tauchen die Fingerspitzen hinein. Die Badezeit für Ihre Nägel sollte bis zu 20 Minuten betragen. Danach die Fingerspitzen mit Wasser abspülen, abtrocknen und Hände sowie Nägel mit Jojobaöl gut durchmassieren. Diese Pflegebehandlung können Sie eine Zeit lang täglich wiederholen.

Müde Füße verwöhnen

Füße brauchen hin und wieder eine kleine Belohnung für langes Stehen bzw. Gehen oder für das Umherlaufen in hohen Absätzen.

Zutaten: 4 Tropfen Lavendelöl, 3 Tropfen Rosengeraniumöl, 1 Tropfen Ylang-Ylang-Öl, warmes Wasser, 1 EL Jojobaöl

▶ Tropfen Sie alle Öle in eine Fußwanne, und gießen Sie so viel warmes Wasser dazu, dass es etwa 5 bis 10 Zentimeter hoch in der Wanne steht.

▶ Baden Sie Ihre Füße 10 Minuten lang darin. Danach können Sie mit einer Fußpflege beginnen: die Hornhaut mit einem Bimsstein abrubbeln, Nägel schneiden usw.

▶ Zum Schluss bekommen die Füße eine Massage mit etwas Jojobaöl, dem Sie nach Belieben 1 oder 2 Tropfen der oben genannten Essenzen zufügen können.

Das moderne Parfüm

Die Parfümeure der großen Kosmetikhersteller schwören auf Lavendel als die coole Note der Neunziger. Der Duft ist inzwischen so weit verbreitet, dass sich unwissentlich fast jeder etwas davon hinters Ohrläppchen tupfen dürfte. Was ist passiert, dass diese cleane Note plötzlich so in ist? In einer Zeit, in der 90 Prozent der Parfüms schwere, erotische Nuancen haben, boomt plötzlich ein Duft, der etwas Reines und Klares vermittelt.

Cool und individuell – das neue Image für Lavendelwässer

Calvin Klein cosmetics z. B. benutzt das blaue Aroma in »Eternity for men«, »Obsession for men« und in »ck be«. Die Parfümeure des Konzerns berufen sich dabei auf eine Lavendeleigenschaft, die in der Pflanzenheilkunde seit Jahrhunderten genutzt wird: Der spritzige Duft stärkt das Selbstbewusstsein und verhilft zu mehr Tatkraft.

Die einfachste Art, Lavendel als Parfüm zu benutzen, ist, sich ein paar Tropfen des unverdünnten ätherischen Öls der Pflanze auf die Handgelenke oder hinter die Ohren zu tupfen. Sie können den Duft aber auch mit anderen Pflanzenessenzen auf der Basis von Jojobaöl mischen. Für eine orientalische Note eignen sich z. B. Bergamotte, Neroli oder Patschuli.

Parfüms mit Lavendelduftnote

- ▶ Catalyst for men von Halston
- ▶ Tsar von Van Cleef & Arpels
- ▶ Sport Spirit von Escada
- ▶ Héritage von Guerlain
- ▶ Very M.C. von MCM
- ▶ Hermès von Hermès
- ▶ ck be von Calvin Klein

- ▶ Eternity for men von Calvin Klein
- ▶ Quasar von Jesus del Pozo
- ▶ English Lavender von Yardley
- ▶ Fahrenheit von Dior
- ▶ Obsession for men von Calvin Klein
- ▶ Lavendelwasser von Weleda

Der Duft, der passt

Wenn man die Werbung betrachtet, mit der die neuen Lavendelwässer verkauft werden, fällt die Betonung des Individuellen auf. Die Models sind eigenwillige, selbstbewusste Menschen und ein wenig unnahbar. Cool eben – genau das ist auch der Lavendelduft: kühl, frisch, klar.

Kölnischwasser selbst gemacht

Eau de Cologne war ursprünglich als Desinfektionsmittel gedacht. Doch sein Duft ging sehr schnell als Toilettenwasser um die Welt. Sein hoher Anteil an Nervenreizstoffen erlaubte es, eigene Düfte nicht mehr riechen zu müssen und sich gleichzeitig gegen störende Gerüche anderer abschirmen zu können.

Die Geschichte des Eau de Cologne beginnt eigentlich mit seiner Verwendung als Antiseptikum im Jahr 1910. Doch erst als Toilettenwasser machte die Mischung Furore. Die genaue Rezeptur von »4711« ist bis heute streng geheim. Man weiß nur, dass es sich um eine Zusammensetzung aus Zitrusdüften und Lavendel handelt. Da es inzwischen aber fast überall die Aromaingredienzen zu kaufen gibt, kann sich eigentlich jeder Laie sein Kölnischwasser selbst »brauen«.
Zutaten: 11 g Bergamotteöl, 5 g Zitronenöl, 3 g Petitgrainöl, 2 g Lavendelöl, je 1 g Orangenöl, Neroliöl, Rosmarinöl, je 0,5 g Eisenkrautöl und Geraniumöl, 1 l Äthylalkohol (90 %).
▶ Alle Zutaten werden in einer dunklen Glasflasche gut miteinander verschüttelt und etwa 6 Monate lang kühl gelagert; dann ist Ihr Duftwasser gebrauchsfertig.

Ein würziges Männerparfüm – auch für Frauen

Lavendel eignet sich sehr gut als Duftnote in herben, männlichen Mischungen, die inzwischen übrigens auch von vielen Frauen bevorzugt werden. Hier ein Rezept für ein Parfüm ohne Alkohol.

Zutaten: je 3 Tropfen Zedern, Petitgrain, Eichenmoos, 2 Tropfen Myrte, je 1 Tropfen Zirbelkiefer, Rose, Eisenkraut, 2 Tropfen Lavendel, 8 ml Jojobaöl

▶ Geben Sie alle Zutaten zusammen, und verrühren Sie sie gut. Dann brauchen Sie die Mischung nur noch in eine dunkle Flasche umfüllen – fertig ist Ihr individuelles Naturparfüm.

Duftwasser aus Lavendelblüten

Zutaten: 600 ml stilles Mineral- oder Quellwasser, 400 g Lavendelblüten, 150 ml Gin

▶ Erhitzen Sie das Mineralwasser langsam mit den Blüten in einem Topf, und bringen Sie das Ganze unter ständigem Rühren zum Kochen.

▶ Lassen Sie die Mischung 10 bis 15 Minuten lang zugedeckt ziehen, und nehmen Sie sie dann zum Abkühlen vom Herd.

▶ Wenn das Lavendelwasser kalt geworden ist, seiht man die Blüten ab. Dazu kommt noch der Gin. Schütteln Sie die Mixtur noch einmal gut durch, und füllen Sie sie in eine dunkle Flasche ab.

Parfüms sollten stets in dunklen Behältern und kühl aufbewahrt werden, damit sich die Inhaltsstoffe nicht so leicht verflüchtigen. Das Eau de Cologne lässt man ein halbes Jahr vor Gebrauch ruhen, das Lavendelparfüm etwa drei Wochen.

Lavendelseife schnell gemacht

Zutaten: 15 Lavendelstängel mit Blütenständen, 70 ml Wasser, unparfümierte Seife

▶ Legen Sie die Lavendelstängel in einen Topf, und übergießen Sie sie mit kochendem Wasser. Lassen Sie das Ganze etwa 40 Minuten lang ziehen, dann können Sie die Blüten abseihen.

▶ Reiben Sie die Seife mit einem Käse- oder Gemüsehobel in das Lavendelwasser. Wichtig ist, dabei ständig gut umzurühren.

▶ Formen Sie die Seifenmischung zu Kugeln, Quadraten oder Herzen, und legen Sie diese auf einen Teller, um sie hart werden zu lassen.

Die große Heilkraft von Lavendel

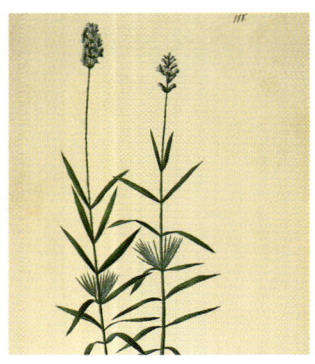

Lavendel hat auch in der Naturheilkunde eine lange Tradition.

Verwendung für Körper und Seele

Lavendel ist eines der größten Universalheilmittel der abendländischen Pflanzenmedizin, das den Menschen seit Jahrtausenden begleitet – seine Verwendung zu medizinischen Zwecken lässt sich bis zum 1. Jahrhundert n. Chr. zurückverfolgen. Auch die moderne Wissenschaft bestätigt inzwischen seine große, vielseitige Heilkraft. Einer der Forscher, die den medizinischen Einsatz ätherischer Öle jahrelang untersucht haben, ist der Mailänder Professor Paolo Rovesti. Er bezeichnet Lavendelöl als eine der wirkungsvollsten Essenzen bei nervöser Unsicherheit und Angst.

Ungiftig und sehr wirksam

Lavendel hilft bei vielen Beschwerden – ob in der Aromalampe, als Badezusatz, Gurgellösung oder Massageöl. Eines der klassischen Erkältungsbäder basiert z. B. auf dem ätherischen Öl. Das Rezept: 4 Tropfen Lavendel werden mit 1 Tropfen Eukalyptus, je 2 Tropfen Teebaum, Thymian und Zitrone in etwas Honig verrührt.

Zu Heilzwecken gibt es den Lavendel in verschiedenen Zubereitungen, z. B. als homöopathisches Mittel oder als Bestandteil in Salben und Tinkturen. Häufiger benutzt die Naturmedizin die getrockneten Blüten – für Aufgüsse und Heilteemischungen.

Die beliebteste Anwendungsform jedoch ist und bleibt das Aromaöl. Das ätherische Öl des Heillavendels (Lavandula vera) besitzt nicht nur ein enormes Wirkungsspektrum, es ist auch weitgehend ungiftig. Neben dem Rosenöl und dem Teebaumöl gehört es zu den ätherischen Ölen mit der geringsten Toxizität. Im Gegensatz zu den meisten Aromaölen kann man beim Lavendelöl also auch mal einen Tropfen zu viel nehmen, ohne Schaden anzurichten. Gleichzeitig ist Lavendelöl besonders hautverträglich. Auch in dieser Beziehung bildet es zusammen mit Teebaum- und Rosenöl eine Ausnahme. Die drei Essenzen dürfen als einzige unverdünnt auf die Haut aufgetragen werden. Von der innerlichen Einnahme sollten Laien trotzdem Abstand nehmen.

Stärkende Wirkung auf die Psyche

Lavendel hilft und heilt genau an der »Nahtstelle« zwischen Körper und Seele – also da, wo die meisten modernen Zivilisationskrankheiten angesiedelt sind. Vor allem bei psychosomatischen Erkrankungen, die heute etwa 40 Prozent aller Krankheiten ausmachen, ist die blaue Blume sehr gefragt. Gestressten, erschöpften, reizbaren und nervlich angestrengten Menschen schlagen Belastungen häufig auf die Organe. Hier hat sich Lavendel als Nervenmittel Nummer eins bewährt.

Funktionelle Störungen

Eine andere Gruppe von Krankheiten, die sich aus der Wechselwirkung von Körper und Seele ergeben, sind die funktionellen Störungen. Hierzu gehören alle nervösen Beschwerden der Atemwege, von Herz, Haut oder Magen bzw. Darm. Typische Beispiele sind: nervöses Hüsteln und Räuspern, nervöse Hautausschläge, ein rasender Puls und heftige Herzschmerzen bei einem organisch einwandfreien Herzen, nervöser Harndrang, Durchfall oder Appetitlosigkeit vor Aufregung oder nervöse Magenbeschwerden.

Doppelte Heilwirkung

Lavendel kann gleichzeitig erfrischen und aufbauen wie auch beruhigen und ausgleichen. Diese beiden Effekte schließen einander also nicht aus, sondern ergänzen sich.
▶ Die aufbauende Lavendelwirkung entsteht durch Energiezufuhr. Lavendel ist ein sanfter Energiebringer, der mit seiner Kraft die angegriffenen Nervenzellen regeneriert, ohne aufzuputschen.
▶ Gleichzeitig kommen die ausgleichenden und beruhigenden Substanzen zum Tragen, die das gesamte vegetative Nervensystem beeinflussen. Dieses steuert alle rhythmisch arbeitenden Organe – wie Herz und Kreislauf, Atmung oder Verdauung. Die beruhigende und ausgleichende Wirkung des Lavendels harmonisiert auftretende Fehlsteuerungen im vegetativen Nervensystem.

Gerade für die Psyche ist die Heilkraft des Lavendels von unschätzbarem Wert. Denn sein Öl wirkt regulierend auf die Nervenfunktion: Bei geistiger Überanstrengung und Stress wirkt es beruhigend und entspannend, gleichzeitig aber bei Schwächezuständen und nervöser Erschöpfung belebend und erfrischend.

Sind Sie ein Lavendeltyp?

Auch die feinstofflichen Schwingungen einer Pflanze entscheiden über den Erfolg einer Behandlung mit ihrem ätherischen Öl. In der Aromatherapie geht man davon aus, dass die bestimmten Eigenschaften einer Pflanze umso besser wirken, je ähnlicher die Persönlichkeit der Pflanze der des Patienten ist. Dem Lavendel entspricht ein empfindsamer und gefühlvoller Charakter.

▶ Haben Sie oft das Gefühl, in Ihrem Beruf nicht das zu leisten, was man von Ihnen erwartet, obwohl Sie als sehr tüchtig gelten?

▶ Kommen Sie manchmal in innere Konflike, weil Sie es sich mit keinem verderben möchten?

▶ Halten Sie sich für sensibel?

▶ Leiden Sie oft unter kalten Händen oder Füßen?

▶ Kann man Sie leicht zu etwas überreden, indem man Ihnen sagt, dass man Sie braucht?

▶ Hätten Sie eigentlich viel lieber einen ganz anderen, »unvernünftigen« Beruf ergriffen?

▶ Haben Sie Schwierigkeiten, Entscheidungen zu treffen?

▶ Sind Sie ein Perfektionist?

▶ Haben Sie manchmal rasendes Kopfweh?

▶ Machen Sie häufig Überstunden?

▶ Nehmen Sie Arbeit übers Wochenende mit nach Hause?

▶ Würden Sie sich als leistungsorientiert bezeichnen?

▶ Haben Sie vor kritischen Situationen manchmal Durchfall oder können nichts essen?

▶ Haben Sie ein ziemlich schwaches Nervenkostüm?

▶ Leiden Sie unter funktionellen Störungen wie Magenschmerzen oder nervösem Hautjucken?

▶ Tun Sie oft Dinge nur, weil Sie nicht Nein sagen können?

▶ Kann man Ihnen schnell ein schlechtes Gewissen einjagen?

▶ Ziehen Sie sich bei Auseinandersetzungen gerne beleidigt zurück?

▶ Ärgern Sie sich manchmal, weil Sie sich gegen Angriffe oder Gemeinheiten anderer Menschen nicht genügend zur Wehr setzen?

▶ Halten Sie oft um des lieben Friedens willen den Mund?

▶ Fühlen Sie sich manchmal vom Leben betrogen und ungerecht behandelt?

▶ Beschleicht Sie hin und wieder das Gefühl, dass andere viel mehr aus ihrem Leben machen?

▶ Haben Sie manchmal Probleme, nachts einzuschlafen?

▶ Leiden Sie unter Durchschlafschwierigkeiten, schrecken Sie nachts oft aus dem Schlaf auf?

▶ Waren Sie schon einmal das Opfer von Intrigen?

Testauswertung

▶ Wenn Sie die meisten dieser Fragen mit Ja beantwortet haben, sind Sie ein Lavendeltyp. Lavendel kann Ihnen in allen Zubereitungen helfen, Ihre persönlichen Stärken weiterzuentwickeln und Ihre persönlichen Probleme zu meistern. Zusätzlich stärkt die Pflanze Ihr Selbstbewusstsein sowie Ihre Ichkräfte und macht Sie gegenüber negativen Einflüssen von außen weniger empfindlich. Natürlich lindert Lavendel auch viele Ihrer körperlichen und geistig-seelischen Beschwerden.

▶ Wenn Sie die meisten dieser Fragen mit Nein beantwortet haben, gehören Sie zwar nicht zu dem hier aufgezeigten Persönlichkeitstyp, können Lavendel aber natürlich genauso gut benutzen. Diese Universalpflanze ist ein Freund und Helfer aller Menschen. Sie kühlt und beruhigt Hitzköpfe ebenso, wie sie depressiven Naturen Mut macht und aufgeregten Hektikern die ersehnte Entspannung schenkt. Es gibt eigentlich keinen Menschen, der nicht von der großen Heilkraft dieser Pflanze profitieren könnte.

Lavendel für die körperlichen Schwachstellen

Kennen Sie Ihre körperlichen Schwachstellen? Das sind die Organe, die Sie bei nervlichen Belastungen als Erstes spüren. In stressigen Zeiten kann es sehr hilfreich sein, diese Zonen mit ätherischem Lavendelöl zu behandeln. Da Aromaessenzen durch die Haut direkt zu den darunter liegenden Nerven und Organen durchdringen, ist diese Methode sehr effektiv. Lavendelöl kann bei solchen Teilmassagen durchaus pur angewendet werden. Massieren Sie ein paar Tropfen der Essenz einfach leicht mit den Fingerspitzen ein.

Hier sind die Zonen, die auf Lavendel besonders gut ansprechen:

▶ Das Sonnengeflecht, auch Solarplexus genannt (wenn Ihnen Aufregung auf den Magen schlägt)

▶ Die Herzgegend

▶ Der Brustkorb in Höhe der Bronchien (Asthma, Atemprobleme)

▶ Die Ohrläppchen (bei schwachen Nerven)

Bei Massagen leitet die Haut die Lavendelsubstanzen an die darunter liegenden Organe weiter. Gleichzeitig nehmen wir den Duft über die Nase auf. So kann Lavendelöl auf zwei Wegen seine wohltuende Wirkung entfalten.

Beschwerden von A bis Z

Für alle hier genannten Rezepte sollten Sie – falls nicht ausdrücklich anders erwähnt – ausschließlich den Heillavendel benutzen. Auf den Aromafläschchen muss entweder die Bezeichnung »Lavendel vera«, »Lavendel extra« oder »Lavendel fein« stehen. Die botanischen Namen für den medizinisch wirksamen Lavendel sind »Lavandula vera« (Echter Lavendel), »Lavandula angustifolia« oder »Lavandula officinalis«.

Abwehrschwäche

Wer oft müde und abgespannt ist, sich leicht Erkältungen sowie andere Infektionen holt und sie lange mit sich herumschleppt, leidet wahrscheinlich unter Abwehrschwäche. Als Ursachen kommen meistens Stress und/oder eine hohe Schadstoffbelastung des Körpers infrage. Wenn Leber und Darm mit den täglichen Giften aus Luft und Lebensmitteln nicht mehr fertig werden, kippt irgendwann die Körperabwehr um. Man entwickelt Unverträglichkeiten und viele Alltagsbeschwerden. Aber auch seelische Krisen schwächen unser Immunsystem. Zur Steigerung der körpereigenen Abwehrkräfte haben sich folgende Anwendungen bewährt:

▶ *Honigzubereitung als Immunstimulans in Grippezeiten*
Verrühren Sie 3 Teile Lavendelöl und je 1 Teil Thymianöl, Zimtöl, Eukalyptusöl mit 100 Teilen Honig. In Zeiten erhöhter Erkältungsgefahr nehmen Sie 2- bis 3-mal täglich 1 Teelöffel dieser Mischung etwa 1 Woche lang ein.

▶ *Aromamassagen*
Vermischen Sie 10 Tropfen Lavendelöl, 5 Tropfen Bergamotteöl und 10 Tropfen Teebaumöl mit 50 Milliliter Sesamöl. Massieren Sie damit Rücken, Arme, Beine, Hände sowie Füße, und schenken Sie auch der Nierengegend oberhalb des Kreuzbeins viel Aufmerksamkeit, indem Sie sanft von innen nach außen streichen. Diese Behandlung sollten Sie 1-mal pro Woche und zusätzlich immer dann durchführen, wenn Sie mit erkälteten Menschen zusammen waren.

Für die Aromalampe eignet sich eine Mischung aus 5 Tropfen Lavendel, 2 Tropfen Latschenkiefer und 3 Tropfen Zitrone. Benutzen Sie auch als Badezusatz immer Mischungen aus antiseptisch wirkenden ätherischen Ölen, z. B. 3 Tropfen Lavendel, 3 Tropfen Teebaum und 2 Tropfen Zitrone auf 1/2 Becher Sahne.

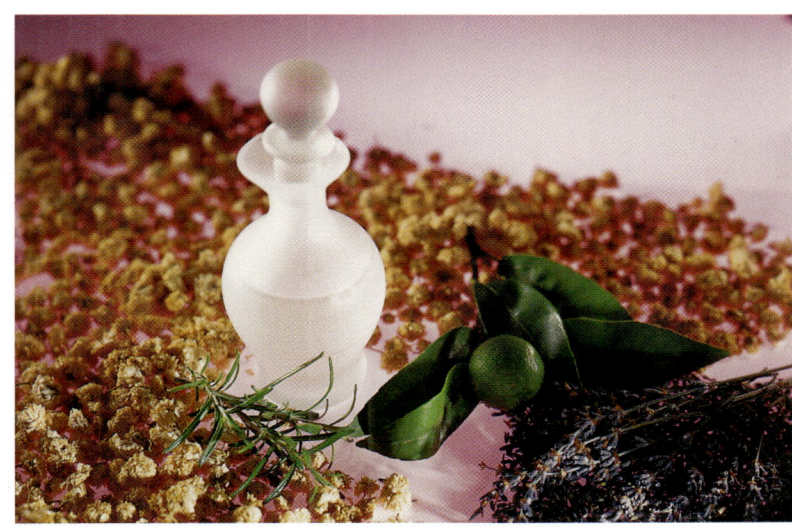

Das Gesichtswasser mit Lavendel ist in wenigen Minuten hergestellt. Seine Zutaten machen es zu einer wirksamen Hilfe bei Hautproblemen.

Akne

Die entzündeten Pusteln auf Gesicht und Schultern sind längst nicht mehr das »Privileg« heranwachsender Jugendlicher. Auch Erwachsene bekommen immer häufiger unreine Haut mit akneähnlichen Erscheinungen. Schuld sind oftmals Medikamente, Lebensmittelunverträglichkeiten, Umweltschadstoffe oder Stress.

▶ *Gesichtswasser*

Mischen Sie je 2 Tropfen Bergamotte, Römische Kamille, Lavendel, 1 Tropfen Rosmarin, 100 Milliliter destilliertes Wasser und 5 Milliliter Alkohol. Reinigen Sie damit täglich morgens und abends Ihr Gesicht.

▶ *Gesichtsdampfbad*

Je 1 Teelöffel Kamille- und Lavendelblüten kommen in eine Schüssel mit heißem Wasser. Das Dampfbad 1-mal pro Woche anwenden.

▶ *Teeaufguss*

Eine Hälfte der Mischung besteht aus Ringelblume, Gänseblümchen und Walnussblättern, die andere aus Lavendelblüten. Übergießen Sie 3 Esslöffel davon mit 3/4 Liter heißem Wasser. 10 Minuten lang ziehen lassen – fertig.

Akne hat viele Ursachen. So kann z. B. eine vermehrte Adrenalinausschüttung zu unreiner Haut führen. Bei vielen Frauen, die Haushalt, Beruf und Kinder unter einen Hut bringen müssen, verursachen Stresshormone die Hautentzündungen.

Angst (unbestimmte)

Die Angst, die jeder Mensch vor echten Gefahren hat, ist eine normale Schutzreaktion des Körpers. Bei der unbestimmten Angst geht es jedoch um eine ängstliche Lebenseinstellung, die das gesamte Verhalten beeinflussen kann. Solche Persönlichkeitstypen fürchten sich vor jedem Risiko und jeder Veränderung. Körperlich tendieren sie zu Nervosität, nervösem Magen, schlechtem Schlaf und vegetativer Dystonie.

▶ *Teekur*

Mischen Sie je 1 Teil Benediktenkraut, Betonie, Brennnesselblätter, Rosenblüten, Taubnesselblätter und 3 Teile Lavendelblüten. Bereiten Sie sich aus 3 Esslöffeln auf 3/4 Liter heißes Wasser einen Tee, den Sie 10 bis 15 Minuten lang ziehen lassen. Trinken Sie davon mehrmals täglich 1 große Tasse mehrere Wochen lang, bis Sie das Gefühl haben, innerlich sicherer zu sein.

▶ *Aromamassage oder Vollbad*

Nutzen Sie die seelisch aufbauende Kraft bestimmter ätherischer Öle in allen Formen. Zu ihnen gehören Kamille, Muskatellersalbei, Geranium, Jasmin, Lavendel und Melisse, außerdem Majoran, Patschuli und Rose. Auf 20 Milliliter Pflanzenöl kommen insgesamt 10 Tropfen ätherisches Öl für ein Massageöl oder einen Badezusatz.

Bei Angstgefühlen, die mit nervösen Störungen einhergehen, können auch die körperlichen Symptome gezielt mit Lavendel behandelt werden. Außerdem sollte man das Gespräch mit einem Arzt oder Psychologen suchen.

Appetitlosigkeit (nervöse)

Mangelnder Appetit ist ein typisches Stresszeichen von Menschen, denen alles auf den Magen schlägt. Bei zu viel Aufregung bekommt man nichts mehr hinunter, und wenn doch, dann bleibt die Nahrung wie ein Stein im Magen liegen und wird nur schwer verdaut.

▶ *Nerventee*

Vermischen Sie 2 Teile Basilikum, 1 Teil Fieberklee, 1 Teil Kalmuswurzelpulver, 2 Teile Lavendelblüten und 1 Teil Ringelblume. Übergießen Sie 3 Esslöffel der Kräutermischung mit 3/4 Liter heißem Wasser, lassen Sie das Ganze 10 bis 15 Minuten lang ziehen, und seihen Sie die Kräuter dann ab. Diesen Tee trinken Sie – über den gesamten Tag verteilt – gut warm in kleinen Schlucken.

▶ *Homöopathie*

Alternativ (nicht zusätzlich) zum Tee können Sie sich vom Apotheker folgendes homöopathische Mittel zubereiten lassen: Basilikum dil D3, Calendula dil D3, Calamus aromaticus dil D3, Lavandula dil D3 und Menyanthes dil D3, alles zu gleichen Teilen. Von dieser Mischung nehmen Sie alle 2 Stunden 20 Tropfen in 1 Teelöffel Wasser, wenn Sie vor Nervosität nichts essen können.

Blasenentzündung

Harnwegsinfekte kündigen sich mit häufigem Harndrang und brennenden Schmerzen beim Wasserlassen an. Als Auslöser kommen Unterkühlungen des Unterleibs in Betracht, aber auch hormonelle Umstellungen, z. B. in der Schwangerschaft oder während der Wechseljahre. Manche Frauen bekommen in sexuell aktiven Zeiten eine Blasenentzündung nach dem Geschlechtsverkehr. Diese Infektion wird fast immer durch Bakterien (meistens Kolibakterien) verursacht.

Die Mehrzahl der Ärzte verschreibt bei einer Blasenentzündung Antibiotika, aber das ist nicht in jedem Fall nötig. Wer bei einer sich ankündigenden Attacke sofort mit bestimmten Maßnahmen reagiert, kann diese schweren Medikamente unter Umständen vermeiden.

Das A und O bei Blasenproblemen sind Wärme und ausreichende Flüssigkeitszufuhr. Machen Sie also, wenn Sie betroffen sind, eine Wärmflasche und Getränke (mindestens zwei Liter täglich) zu Ihren ständigen Begleitern.

▶ *Sitzbad*

Verrühren Sie je 4 Tropfen Lavendel- und Sandelholzöl, 3 Tropfen Manukaöl und 2 Esslöffel Sesamöl. Diese Mischung geben Sie in eine bis in Nabelhöhe gefüllte Badewanne.

▶ *Lavendelauflage*

Bei Unterbauchschmerzen lindert ein warmer Umschlag: Geben Sie 4 Tropfen Lavendel- und 3 Tropfen Manukaöl in einen Topf mit 2 Liter warmem Wasser. Tränken Sie damit ein sauberes Bauchwolltuch, und legen Sie es auf den Unterleib. Diese Anwendung sollten Sie mehrmals täglich wiederholen.

▶ *Blasentee*

Vermischen Sie Buccoblätter, Goldrute, Lavendelblüten, Schachtelhalm und Taubnesselblätter, alles zu gleichen Teilen. Übergießen Sie 12 Esslöffel dieser Heilkräutermischung mit 3 Liter heißem Wasser.

Lassen Sie das Ganze ungefähr 10 Minuten lang ziehen. Trinken Sie den Blasentee über den Tag verteilt. Einen Teil davon können Sie auch Ihrem Sitzbad zusetzen.

Blutdruck, hoher

Wenn der Blutdruck häufig zu hoch ist, sollte in jedem Fall ein Arzt nach organischen Ursachen fahnden. Meistens liegt es an Übergewicht, falscher Ernährung und hohem Cholesterinspiegel. Auch psychische Anspannung, Stress oder Ärger spielen oft eine Rolle.

▶ *Teemischung*

Mischen Sie 3 Teile Lavendelblüten, je 1 Teil Mistelpulver, Orangenblüten, Rosenblüten, 2 Teile Weißdornblüten und -blätter. Übergießen Sie 3 Esslöffel mit 3/4 Liter heißem Wasser, und lassen Sie das Ganze 10 Minuten lang ziehen. Über den Tag verteilt trinken.

▶ *Vollbad*

Zum Abschalten am Abend empfiehlt sich ein nicht zu heißes Vollbad mit folgendem Zusatz: 5 Tropfen Geranium, 1 Tropfen Zedernholz, 7 Tropfen Lavendel, emulgiert in 1 Esslöffel Honig.

Ein homöopathisches Mittel gegen Bluthochdruck ist Reserpinum dil D6, 3-mal täglich 5 Tropfen. Vernünftige Essgewohnheiten sowie mehr Ruhe und Gelassenheit sind außerdem angesagt, beispielsweise durch Entspannungsübungen, regelmäßige Spaziergänge und eher meditative Sportarten wie Tai Chi Chuan.

Blutdruck, niedriger

Ein zu niedriger Blutdruck gehört zu den hartnäckigsten Leiden überhaupt. Typische Beschwerden: Beim Aufstehen am Morgen wird einem schwarz vor Augen, ständig hat man kalte Füße und am Vormittag das Gefühl, nicht richtig wach zu werden. Solange die Beschwerden nicht zu stark sind, bringen einen natürliche Energielieferanten wie der Lavendel auf Trab.

▶ *Muntermachertee*

Nehmen Sie gepulverte Angelikawurzel, Mariendistelkraut, Lavendelblüten, Rosmarin und Ysop, die Sie zu gleichen Teilen mischen. Überbrühen Sie 3 Esslöffel der Kräutermischung mit 3/4 Liter Wasser, und lassen Sie die Mischung 10 Minuten lang ziehen. Trinken Sie davon 2- bis 3-mal täglich 1 große Tasse (250 Milliliter). Die letzte Tasse sollten Sie dabei nicht später als gegen 16 Uhr zu sich nehmen.

▶ *Fußbad*

Wenn Sie öfter unter kalten Füßen leiden, können Sie Ihren Munter-machertee auch für ein Fußbad benutzen: 2 Tassen davon in eine mit warmem Wasser gefüllte Fußbadewanne geben. Für ein kreislaufanregendes Vollbad schütten Sie 1 Liter Ihres Tees ohne weitere Zusätze in die Wanne.

Brustdrüsenentzündung

Der Alptraum jeder stillenden Mutter ist eine Brustdrüsenentzündung. Vor allem, wenn die Mutter mehr Milch hat, als das Kind braucht, kann es dazu kommen. Erste Warnzeichen sind oft eine gerötete Stelle auf der Brust und ein Milchstau. Wenn (noch) kein Fieber auftritt, kann man versuchen, den gehemmten Milchfluss mit sanften Mitteln wieder in Gang zu bringen.

▶ *Lavendelauflage*

1 Tropfen Geraniumöl, 2 Tropfen Lavendelöl und 2 Tropfen Rosenöl in 800 Milliliter kühlem Wasser verrühren. Ein Baumwolltuch damit tränken und es vorsichtig auf die entzündete Brust legen. Wenn das Tuch warm geworden ist, sollten Sie die Prozedur wiederholen.

Für Fußbäder oder Vollbäder gilt zusätzlich: Wenden Sie diese Behandlung nur bis spätestens 16 Uhr an, sonst laufen Sie Gefahr, in der Nacht schlecht zu schlafen.

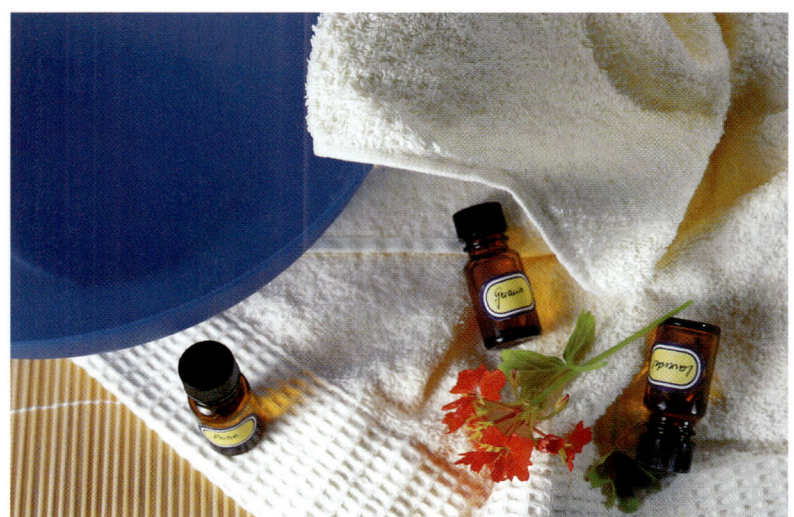

Sowohl Rosen- als auch Geraniumöl wirkt entzündungshemmend und wundheilend. Eine Lavendelauflage, die außerdem noch hautpflegend wirkt, kann der stillenden Mutter deshalb schnell Linderung verschaffen.

57

▶ *Weitere Maßnahmen*

Bewegen Sie Ihren Oberkörper, sooft Sie können. Machen Sie Gymnastik oder Hanteltraining. Bei Fieber sollten Sie unbedingt Ihren Arzt aufsuchen.

Bulimie/Magersucht

Essstörungen wie Ess-Brech-Sucht (Bulimie) und die Magersucht nehmen epidemieartig zu. Inzwischen breitet sich diese typische Frauenkrankheit auch unter Männern aus. Da hierbei immer tief gehende, seelische Störungen zugrunde liegen, ist eine fundierte psychologische Behandlung unerlässlich. Naturheilkundliche Maßnahmen können diese Therapie aber sehr wirkungsvoll unterstützen.

▶ *Teeaufguss*

Mischen Sie Basilikum, Brennnessel, Lavendel-, Rosenblüten, Sternanispulver und Storchschnabel zu gleichen Teilen, und trinken Sie täglich 3/4 Liter aus 3 Esslöffeln der Mischung. Diesen Tee sollten Sie 4 Wochen lang einnehmen. Wichtig: Sobald Sie eine Abneigung dagegen entwickeln, sofort damit aufhören.

▶ *Massage*

Heilsam sind regelmäßige Massagen des Sonnengeflechts mit einem Öl aus 5 Tropfen Basilikum und 5 Tropfen Lavendel, gelöst in 10 Milliliter Sesamöl. Machen Sie sanft kreisende Bewegungen, und schließen Sie dabei die Augen.

Da Lavendel auch seelische Heilprozesse fördert, eignet sich eine entsprechende Teekur sehr gut für Zeiten intensiver Therapie, z. B. während der stationären Behandlung in einer psychosomatisch-medizinischen Klinik.

Depressive Verstimmung

Viele Menschen kennen die Niedergeschlagenheit nach Misserfolgen oder nach Verlusterlebnissen. Nach einer Trennung vom Partner, nach dem Tod eines nahen Angehörigen, aber auch nach einer Kündigung oder dem Konkurs der eigenen Firma stellen sich die typischen Depressionssymptome ein. Man fühlt sich antriebslos und ohne Mut, zieht sich zurück und ist nicht ansprechbar. Jeder Tag erscheint grau, und das Gefühl der Hoffnungslosigkeit überschattet das ganze Leben. Häufig leidet man in solchen Krisenzeiten auch unter Ängsten,

Schlaflosigkeit und Appetitmangel. (Beachten Sie in diesem Fall auch die Rezepte unter den entsprechenden Stichworten). Als energiezuführendes Mittel leistet Lavendel bei Depressionen sehr gute Dienste.

▶ *Teekur*

Mischen Sie Angelikawurzel, Estragon, Herzgespann, Johanniskraut, Lavendelblüten, Schlüsselblumenblüten und Thymian zu gleichen Teilen. Für Ihre Tagesdosis übergießen Sie 3 Esslöffel der Mischung mit 3/4 Liter heißem Wasser. Lassen Sie den Tee 10 Minuten lang ziehen, und trinken Sie ihn über den Tag verteilt. Ihre Teekur sollte 2-mal 4 Wochen andauern, mit 1 Woche Pause.

▶ *Sonnengeflechtmassage*

Verrühren Sie je 1 Tropfen Lavendel, Pfefferminze, Thymian, Zitrone und 1 Teelöffel Mandelöl. Sinnvoll sind kreisende Bewegungen im Uhrzeigersinn, und zwar mehrere Minuten lang.

Dermatitis (Ekzeme)

Trockene, zu Allergien neigende Haut macht oft Probleme. Meistens beginnen bestimmte Stellen zu jucken, werden schuppig und entwickeln Pusteln. Durch das Kratzen wird die Haut rissig, entzündet sich und nässt. Häufige Auslöser sind Stress und innere Spannungen.

▶ *Abtupfungen*

Betupfen Sie die befallenen Stellen regelmäßig mit Lavendelhydrolat. Bei nässenden Stellen sollten Sie dafür sterile Kompressen verwenden, die Sie auf die Wunde auflegen.

▶ *Ganzkörpermassage*

Wenn die Haut überall juckt, wirkt eine Massage mit folgendem Körperöl wie Balsam auf Haut und Seele: 5 Tropfen Jasmin, 5 Tropfen Lavendel, 4 Tropfen Orange, gelöst in 10 bis 20 Milliliter Weizenkeimöl.

▶ *Weitere Maßnahmen*

Lassen Sie beim Allergologen testen, wogegen Sie allergisch reagieren. Da Hautkrankheiten häufig mit Verschlackungen im Darm zusammenhängen, sollten Sie eine Darmsanierung erwägen und immer wieder reinigende Kräutertees trinken, beispielsweise aus Brennnessel und Kamille.

**Eine balsamisch wirkende Duftmischung gegen düstere Gedanken:
1 Tropfen Kamille,
5 Tropfen Lavendel,
5 Tropfen Rose, 1 Tropfen Thymian. Sie ist verwendbar als Raumduft pur in der Aromalampe oder als Badezusatz (mit 1/2 Becher Sahne oder in etwas Honig verrührt).**

Desinfektion

Lavendelöl gilt als eines der besten keimtötenden Öle. Vor allem in Grippezeiten ist die klärende Kraft dieser Essenz wertvoll.

▶ *Raumdesinfektion*

Geben Sie in eine Duftlampe 3 Tropfen Lavendel-, 3 Tropfen Eukalyptus- und 2 Tropfen Pfefferminzöl.

▶ *Gurgellösung*

Die Verwendung von Lavendel mit seiner keimtötenden Wirkung hat eine lange Tradition. Bereits Königin Viktoria benutzte Lavendel als Desinfektionsmittel für ihren Haushalt.

Zur Desinfektion des Mund- und Rachenraums sollten Sie speziell den Schopflavendel benutzen. Vermischen Sie 2 Tropfen Lavendelöl, 2 Tropfen Teebaumöl und 1 Tropfen Nelkenöl. Das Ganze in 1/2 Glas lauwarmes Wasser geben, verrühren und etwa 1 Minute lang damit gurgeln. Nicht schlucken! 2-mal täglich wiederholen. Zahnersatz aus Kunststoff muss übrigens zuvor herausgenommen werden.

▶ *Hautdesinfektion*

Je 2 Tropfen Schopflavendelöl, Niaouli, Wacholder sowie Zitronelle mit 20 Tropfen Waschlotion vermischen und in etwa 1/2 Liter Wasser geben. Damit können Sie Hände, Arme und Gesicht waschen. Achtung: Wenn Ihre Haut stark allergisch reagiert, sollten Sie vorher ausprobieren, ob Sie die ätherischen Öle vertragen!

▶ *Zur Desinfektion von Toiletten*

100 Milliliter Alkohol, 200 Milliliter destilliertes Wasser, 10 Milliliter Lavendelöl sowie 5 Milliliter Thymianöl zu einer Putzlösung vermischen und anwenden.

Enttäuschung (vom Leben)

Lavendel ist das optimale psychische Heilkraut für Menschen, die meinen, im Leben zu kurz gekommen zu sein, und sich immer mehr zurückziehen. Der Lavendel sorgt für eine bessere Energieverteilung in der Psyche und harmonisiert damit die Beziehung zwischen Verstand und Gemüt. Die folgende Heilteekur enthält eine Mischung psychisch wirksamer Kräuter, die dabei helfen können, sich seine Lebenshaltung bewusst zu machen und erste Schritte zu einer Veränderung zu unternehmen.

▶ *Teeaufguss*

Je 1 Teil Andorn, Gänseblümchen, Mädesüßblüten, Melisse, Rosenblüten, Weißdornblätter sowie -blüten, 4 Teile Lavendelblüten und
1 Prise Vanillepulver vermischen. Wenn Sie Fliederblüten bekommen, können Sie diese schonend trocknen und dem Tee beigeben. Mit
etwa 3 Esslöffeln dieser Mischung kochen Sie sich 3/4 Liter Tee, den
Sie 10 Minuten lang ziehen lassen. Süßen Sie mit Honig, und trinken
Sie ihn über den Tag verteilt. Die Kur sollte insgesamt 9 Wochen lang
dauern – inklusive einer 1-wöchigen Pause nach 4 Wochen.

Als Begleittherapie zur Lavendelteekur sollten Sie sich möglichst oft
mit dem Duft der blauen Blume umgeben: Verwenden Sie Lavendelessenz als Badezusatz, in der Aromalampe oder in Ihrem Parfüm. Wenn
Sie abends schlecht einschlafen, empfiehlt sich zusätzlich die Einnahme einer homöopathischen Zubereitung der Passionsblume Passiflora
dil D30. Nehmen Sie 1- bis 3-mal täglich 5 Tropfen ein.

Erkältung

Erkältungen sprechen gut auf Hausmittel an. Vor allem ätherische
Öle sind wegen ihrer antibakteriellen und schmerzstillenden Wirkung aus einer natürlichen Grippebehandlung nicht wegzudenken.

▶ *Fußbad*

10 Tropfen Lavendelöl, 5 Tropfen Pfefferminzöl und 5 Tropfen
Geraniumöl werden mit etwas pH-neutraler Waschlotion vermischt
und in eine Fußbadewanne gegeben. Für ein ansteigendes Fußbad
beginnen Sie mit mäßig warmem Wasser, dann schütten Sie alle paar
Minuten etwas heißes Wasser dazu.

▶ *Erkältungstee*

Mischen Sie Bohnenkraut, Lavendelblüten, Melisse, Oregano, Salbei
und Spitzwegerich zu gleichen Teilen, und geben Sie je 1 Prise Ing-
werpulver und Zimtpulver zu. Gießen Sie den Tee auf, und seihen Sie
ihn nach kurzer Zeit ab. Dann können Sie ihn süßen, in eine
Thermoskanne füllen und schluckweise trinken. Dieser Tee wirkt fie-
beranregend und stimuliert das Immunsystem. Bei höherem Fieber
kann man ihn auch kalt trinken.

**Dampfinhalationen
helfen gut bei Erkäl-
tungskrankheiten: Je
1 Tropfen Lavendel-,
Teebaum-, Thymian-
sowie Nelkenöle in eine
Schüssel mit heißem
Wasser geben und die
Dämpfe unter einem Tuch
langsam einatmen.**

Rosen-, Eukalyptus- und Lavendelöl sind die tragenden Substanzen für das Entspannungsöl. Bei der zusätzlichen Parfümierung können Sie wählen: Geranium macht sein Aroma stärker blumig-frisch, Rosmarin würzig, Orange fruchtig.

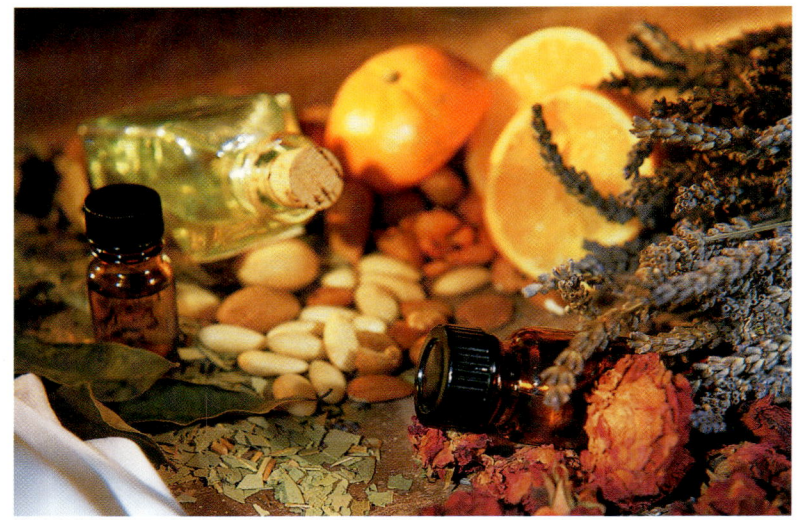

Erschöpfung

Nervliches Ausgebranntsein ist ein klassisches Anwendungsgebiet von Lavendel, denn dieses Heilkraut führt Energie zu, ohne den Menschen aufzuregen. Wenn Sie geistig viel gearbeitet haben, psychisch belastet sind oder das Gefühl haben, Sie schaffen es nicht mehr, ist es Zeit für das »blaue Wunder«.

▶ *Entspannendes und zugleich regenerierendes Vollbad*

Vermischen Sie je 1 Tropfen Eukalyptusöl, Rosenöl, wahlweise Geranium-, Rosmarin- oder Orangenöl, 4 Tropfen Lavendelöl und 3 Esslöffel süßes Mandelöl. Geben Sie diese Mixtur dem Badewasser zu.

▶ *Ätherische Ölmischung*

Die gleiche Antierschöpfungsmischung können Sie auch tagsüber im Büro anwenden, wenn Sie mitten im Stress etwas Ruhe brauchen. Bereiten Sie sich die Mischung ätherischer Öle in einem braunen Glasfläschchen zu. Träufeln Sie zwischendurch ein paar Tropfen auf ein Taschentuch, und atmen Sie den Duft tief ein. Wenn Sie mehr für sich tun wollen, reiben Sie sich mit dem Öl die Schädelbasisknochen am Nacken und die Schläfen ein.

Das nervlich aufbauende Erschöpfungsvollbad macht hellwach und gibt Energie. Nehmen Sie es also nicht abends vor dem Zubettgehen.

▶ *Heißer Energizer*

Mischen Sie Benediktenkraut, Brennnessel, grünen Hafer, Lavendelblüten, Rosenblüten, Salbei, Tausendgüldenkraut und Ysop zu gleichen Teilen, und gießen Sie 3 Esslöffel der Mixtur mit 3/4 Liter heißem Wasser auf. Dieser Heiltee macht wieder wach, wenn Sie den toten Punkt überwinden wollen. In Krisenzeiten, in denen Sie alle Ihre Kräfte mobilisieren müssen, können Sie von diesem Tee 3-mal täglich 1 große Tasse trinken. Aber Achtung: Länger als 6 Wochen hintereinander sollten Sie diesen Aufbautee nicht zu sich nehmen.

Erwartungsangst

Vor bestimmten Situationen hat jeder Angst. Ob es die anstehende Prüfung ist, eine Gerichtsverhandlung, der Besuch der Schwiegereltern oder die erste Rede vor einem Publikum. Typisches Symptom der Erwartungsangst ist das Gefühl, einen Stein im Magen zu haben. Man kann nichts mehr essen und spürt einen ständigen Druck in der Gegend um das Sonnengeflecht.

▶ *Lavendelmassage*

Sie brauchen 3 Tropfen Lavendel-, 1 Tropfen Basilikumöl und 1 Esslöffel Jojobaöl. Verrühren Sie alle Zutaten gut miteinander. Wenn Sie Ihre Angst in der Magengegend spüren, reiben Sie Ihr Sonnengeflecht mit dieser Mischung ätherischer Öle ein. Das Sonnengeflecht sitzt genau auf halber Strecke zwischen Nabel und Brustbein. Massieren Sie diese Gegend in leichten, kreisförmigen Bewegungen, und streichen Sie auch die Rippenbögen entlang.

▶ *Teeaufguss*

Am Tag, an dem das angstvoll erwartete Ereignis eintritt, können Sie sich zusätzlich mit einem Tee wappnen.

Mischen Sie Betonienkraut, Ehrenpreis, Eisenkraut, Herzgespann, Lavendelblüten, Salbei und Thymian zu gleichen Teilen. Dann brühen Sie 2 Esslöffel der Kräutermixtur mit 3/4 Liter Wasser auf. Nach 10 Minuten können Sie den Tee abseihen. Trinken Sie die ersten Tassen davon morgens zum Frühstück, den Rest nehmen Sie sich in einer Thermosflasche als Tagesration mit.

Eine weitere Zone, in der sich die Angst festsetzt, ist das innere Ende des Schlüsselbeins unterhalb der Halsgrube. Auch diese Stelle sollten Sie bei einer Lavendelmassage immer behandeln, wenn die Angst kommt.

Fieber

Fieber ist eine natürliche Reaktion des Körpers, die man nicht unterdrücken sollte, solange die Temperatur unter 39 °C bleibt. Wenn der Arzt die Ursachen geklärt hat, kann man den Körper sanft unterstützen.

▶ *Lauwarmes oder kühles Bad*

5 Tropfen Lavendel-, 3 Tropfen Pfefferminz-, 2 Tropfen Eukalyptusöl, angerührt mit 1/2 Becher Sahne.

▶ *Abwaschung*

Die gleiche Mischung können Sie auch für Abwaschungen des Körpers benutzen, indem Sie etwas lauwarmes Wasser dazugeben.

▶ *Raumluft*

Geben Sie 10 Tropfen Lavendelöl in eine Sprühflasche mit Wasser, und beduften Sie damit das Krankenzimmer.

Furunkel

Gegen häufige Furunkel hilft ein Tee für den Stoffwechsel, mehrere Wochen lang täglich getrunken. Man kann ihn auch für lauwarme Umschläge verwenden. Zutaten: Ehrenpreis, Galgantwurzelpulver, Lavendel, Ringelblume, Sanikel, Taubnessel zu gleichen Teilen.

Die Erreger sind meistens Bakterien, eine krank machende Art der Staphylokokken. Harmlose Vertreter dieser Bakterien sind auf Schleimhäuten von Rachen und Verdauungstrakt angesiedelt. Bei Schwäche des Immunsystems oder Stoffwechselstörungen dringen die Erreger in die Haarfollikel der Haut ein und verursachen dort Entzündungen.

▶ *Teilwäsche*

Baden Sie die Hautpartie 2-mal täglich in einer Mischung aus 2 Tropfen Lavendelöl und 2 Tropfen Teebaumöl, die Sie in eine Schale mit heißem Wasser geben. In dieses Heilwasser können Sie auch sterile Kompressen tauchen, die Sie mehrmals täglich auflegen.

▶ *Abtupfungen*

Kleinere Furunkel werden mit unverdünntem ätherischem Öl aus Lavendel und Teebaum direkt betupft: je 2 Tropfen davon auf ein Wattestäbchen auftragen, bis zu 6-mal am Tag anwenden.

▶ *Direkte Anwendung*

Ist der Eiter bereits ausgetreten, behandeln Sie die Stelle mit dieser Ölmischung: 3 Tropfen Lavendelöl, 2 Tropfen Thymianöl, 2 Tropfen Teebaumöl und 1 Teelöffel Mandelöl.

Fußpilz

▶ *Ölmischung zum Einreiben*

Geben Sie 20 Tropfen Lavendelöl und 15 Tropfen Teebaumöl auf 40 Milliliter Mandelöl. Mit dieser Mischung reiben Sie die Stellen zwischen den Zehen mehrmals täglich ein.

▶ *Weitere Maßnahmen*

Achten Sie darauf, Ihre Füße nach dem Waschen gut abzutrocknen. Tragen Sie möglichst Baumwollsocken und luftige Schuhe aus Leder.

Halsschmerzen

Wenn der Hals weh tut, ist meistens eine Erkältung im Anmarsch. Als Ursachen kommen aber auch überanstrengte Stimmbänder oder eine Mandelentzündung infrage.

▶ *Gurgellösung*

Geben Sie je 1 Tropfen Eukalyptus- und Zitronenöl sowie 3 Tropfen Schopflavendelöl auf 1/2 Glas Wasser. Damit mehrmals am Tag gurgeln.

▶ *Weitere Maßahmen*

Tragen Sie einen Schal um den Hals, und reden Sie möglichst wenig.

Wenn bei Halsschmerzen im Rachen weiße Stippchen auftauchen, ist das ein Anzeichen für eine eitrige Mandelentzündung. In diesem Fall muss man sofort den Arzt aufsuchen.

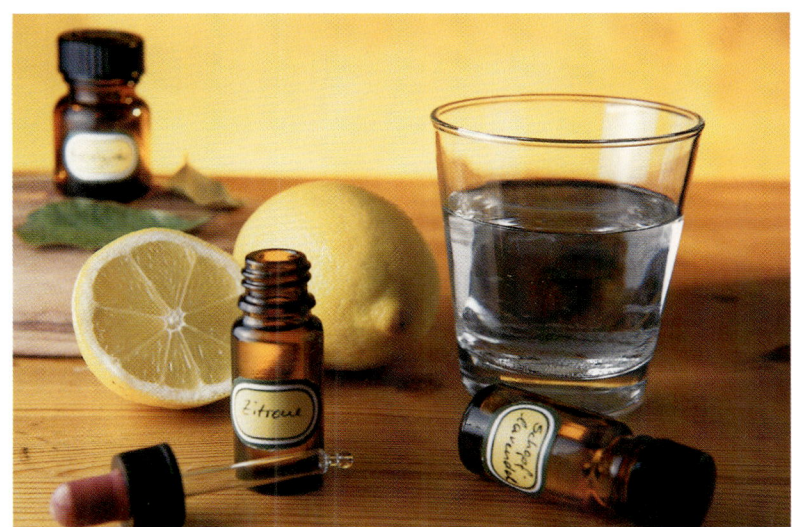

Die desinfizierenden und beruhigenden Kräfte der Gurgellösung tun nicht nur bei Halsschmerzen gut, sondern auch bei Zahnschmerzen und Zahnfleischentzündungen. Außerdem kann man damit Mundgeruch bekämpfen.

Herzbeschwerden (funktionelle)

Viele Menschen leiden unter Herzjagen oder Herzschmerzen ohne organischen Befund. Die Medizin fasst solche funktionellen Beschwerden unter dem Begriff »Herzneurose« zusammen. Häufige Ursache sind seelische Verletzungen oder Kränkungen in Herzensangelegenheiten. Sprichwörtliches Beispiel ist das »gebrochene Herz«. Auch Demütigungen oder Kränkungen durch den Partner kommen infrage, außerdem schockartige Verlusterlebnisse wie eine plötzliche Kündigung oder der Tod eines nahe stehenden Menschen.

Hinweis: Bei starkem Herzklopfen oder Herzjagen können Sie die unter dem Stichwort »Minderwertigkeitsgefühle« aufgeführten Rezepte anwenden.

▶ *Heilteekur*

Mischen Sie Betonienkraut, Herzgespann, Lavendelblüten, Weißdornblätter mit Blüte und Storchschnabel zu gleichen Teilen. Brühen Sie sich täglich 3/4 Liter Tee aus 3 Esslöffeln von diesem Gemisch, das Sie 10 Minuten lang ziehen lassen. Über den Tag verteilt trinken. Die Kur sollte 4 Wochen andauern.

▶ *Aromaöl bei Liebeskummer*

2 Tropfen Rosen-, 4 Tropfen Lavendel-, 2 Tropfen Ylang-Ylang-Öl mit 10 Milliliter Jojobaöl verschütteln. Ein paar Tropfen dieses Seelenbalsams tragen Sie direkt auf die schmerzenden Stellen im Herzbereich auf und massieren sie sanft ein.

▶ *Salbe*

Aus der anthroposophischen Medizin kommt eine Salbe gegen vegetative Herz-Kreislauf-Störungen, Herzangst und Herzklopfen. Sie enthält homöopathisch aufbereitetes Gold, Lavendel- und Rosenöl. Diese Salbe (von Weleda) wird am besten großflächig auf die Herzgegend und zwischen den Rippen aufgetragen, eventuell auch auf den Angstpunkt unterhalb der Halsgrube und auf das Sonnengeflecht oberhalb der Magengegend.

Jetlag

Der bei Langstreckenflügen durcheinander geratene Schlaf-wach-Rhythmus macht vielen Menschen tagelang Probleme. Die häufigsten Symptome sind ein dumpfes Gefühl im Kopf und ständige Müdigkeit, ohne schlafen zu können. Lavendel leistet auch bei solchen Problemen Hilfe, weil er die gereizten Nerven entspannt. Er gehört zu denjenigen Kräutern, die dem Körper helfen, sich an Belastungen anzupassen.

▶ *Teeaufguss*

Basilikum, Ehrenpreis, Eleutherokokkus, Hafer, Lavendelblüten und Rose zu gleichen Teilen mischen und 3 Esslöffel auf 3/4 Liter heißes Wasser geben. 10 Minuten lang ziehen lassen. Bereiten Sie sich den Tee vor dem Flug vor, und nehmen Sie eine Thermoskanne mit. Während des Flugs trinken Sie immer wieder mal 1 Tasse davon.

▶ *Weitere Maßnahmen*

Nach der Ankunft sollten Sie erst zur örtlichen Schlafenszeit ins Bett gehen. 1 Stunde vorher geben Sie zum besseren Einschlafen 10 Tropfen Lavendelöl in eine Duftlampe.

Kopfschmerzen

Spannungskopfschmerzen treten fast immer in Situationen auf, die man »im Kopf nicht mehr aushält«. Wenn Sie Ihre Leber und Nieren schonen wollen, verzichten Sie auf die üblichen Schmerzmittel, und versuchen Sie es einmal mit ätherischen Ölen.

▶ *Massage*

Mischen Sie 3 Tropfen ätherisches Geraniumöl sowie 5 Tropfen Lavendelöl mit 10 Milliliter Jojobaöl, und massieren Sie damit die Schläfen und die Nackenmuskeln.

▶ *Aromabad*

Kaufen Sie sich in der Apotheke oder im Reformhaus einen Badezusatz aus entspannenden Kräutern wie Lavendel, Melisse oder Baldrian. Oder geben Sie 1 Hand voll Lavendelblüten mit etwas Wasser in einen Topf, und gießen Sie den gekochten Absud ins Badewasser.

Wem nach einem langen Flug schwierige Verhandlungen bevorstehen oder wer sich aus anderen Gründen konzentrieren muss, dem hilft der Jetlagtee, geistig frisch zu bleiben. Auch ein Aromafläschchen mit Lavendel zum Schnuppern im Flugzeug ist reiner Nervenbalsam.

Läuse

Wer Kinder hat, wird sehr wahrscheinlich früher oder später einmal mit einer Läuseepidemie konfrontiert. Läusealarm gehört in Schulen und Kindergärten heute fast schon zum Alltag. Klassische Anzeichen sind Kopfjucken, Kopfhautentzündung und kleine, weiße Nissen an den Haarwurzeln. Zur Übertragung genügt der körperliche Kontakt mit einem von Läusen befallenen Menschen. Da herkömmliche Entlausungsmittel meistens Pyrethroide enthalten, die sich schädlich auf das Nervensystem auswirken, empfiehlt sich eine Behandlung mit ätherischen Ölen, die so gut wie keine Nebenwirkungen haben.

▶ *Haaröl*

Mischen Sie 10 Tropfen Eukalyptusöl, 5 Tropfen Geraniumöl, 10 Tropfen Lavendelöl und 50 Milliliter Hanföl. Massieren Sie das Öl gut in Haare und Kopfhaut ein, und umwickeln Sie Ihre Haare anschließend wie bei einer Haarkur mit einer Plastiktüte, um die Sie ein Handtuch knoten. Nach etwa 3 Stunden waschen Sie Ihr Haar mit einem milden Shampoo aus und kämmen es dann sorgfältig mit einem Läusekamm durch, um die abgestorbenen Nissen zu entfernen. Die gesamte Prozedur sollte unbedingt 2 Wochen lang alle 2 bis 3 Tage wiederholt werden, damit auch alle danach ausschlüpfenden Läuse abgetötet werden.

Bettwäsche und alle Kleider (vor allem Kopfbedeckung), die mit Läusen in Berührung gekommen sind, werden bei mindestens 60 °C gewaschen. Plüschtiere und Wollsachen kommen vier Wochen lang in einen luftdicht verschlossenen Plastiksack, in dem die Parasiten absterben.

Leberstörungen

Alkohol, Medikamente und Schadstoffe aus der Nahrung belasten unser Entgiftungsorgan Leber tagtäglich. Auch viel Ärger schlägt bekanntlich auf die Leber. Hinzu kommt die wachsende Zahl von Menschen, die unbemerkt eine Hepatitis B oder C durchgemacht haben, die fälschlicherweise für eine Grippe gehalten wurde. Ist diese Leberentzündung unbehandelt geblieben, kann sie chronisch werden und auf Dauer zu schweren Leberschäden führen.

Eine überlastete, geschwächte oder in ihren Funktionen gestörte Leber macht sich nicht durch Schmerzen bemerkbar. Die Menschen klagen eher über depressive Stimmungen, die von Wutanfällen unterbrochen werden. Sie sind seelisch überempfindlich, haben keine körperliche Ausdauer und fühlen sich nach dem Essen todmüde. Vor allem bei letzteren Symptomen sollte man beim Arzt eine Antikörperbestimmung machen lassen, um einer eventuell nicht ausgeheilten Leberentzündung auf die Spur zu kommen.

▶ *Heilteekur*

Zusätzlich zu den Medikamenten, die der Arzt verschreibt, wirkt diese Heilteekur leberunterstützend. Lassen Sie sich in einem Kräuterversand oder in der Apotheke folgende Kräutermischung zusammenstellen: zu gleichen Teilen Artischockenblätter, Goldrutenkraut, Lavendelblüten, Löwenzahnwurzel, Mariendistelkraut und Odermennig. 3 gehäufte Esslöffel mit 3/4 Liter Wasser überbrühen und 10 bis 15 Minuten lang ziehen lassen. Über den Tag verteilt trinken. Diese Kur sollten Sie 4 Wochen lang durchhalten – und dann, nach 1 Woche Pause, nochmals 4 Wochen.

Magenbeschwerden

Magenschmerzen, Sodbrennen, Völlegefühl, Reizmagen, Verdauungsstörungen, Gastritis – fast immer sind diese Beschwerden auf Störungen im vegetativen Nervensystem zurückzuführen. Menschen, die es oft mit dem Magen haben, klagen meist auch über andere nervöse Störungen. Lavendel wirkt in diesen Fällen als hervorragendes Beruhigungsmittel.

▶ *Bauchmassage bei akuten Schmerzen*

Dazu mischen Sie 5 Tropfen Basilikumöl, je 3 Tropfen Geranium- und Lavendelöl, 2 Tropfen Ingwer mit 50 Milliliter Jojobaöl. Mit diesem Öl massieren Sie Magen und Bauch mit sanften, kreisenden Bewegungen im Uhrzeigersinn.

Migräne

▶ *Heißes Vollbad*

Dazu werden 15 bis 20 Tropfen Lavendelöl mit 1/2 Becher Sahne vermischt und in das einlaufende Badewasser gegeben. Legen Sie sich in die Wanne, und bleiben Sie etwa 20 Minuten lang still im heißen Wasser liegen. Danach hüllen Sie sich in ein großes Handtuch und legen sich im verdunkelten Schlafzimmer ins Bett. Sie werden sehr schnell einschlafen, und beim Aufwachen geht es Ihnen dann wesentlich besser.

Lavendel ist eines der bewährtesten Mittel gegen Kopfschmerzen und Migräne. Man kann ihn bei akuten Schmerzanfällen ebenso gut anwenden wie zur Langzeitbehandlung und zur Vorbeugung.

▶ *Massageöl*

Mischen Sie je 3 Tropfen Lavendel-, Geranium, und Pfefferminzöl mit 10 Milliliter Jojobaöl, und reiben Sie damit alle schmerzenden Punkte am Kopf ein, besonders den Schädelbasisknochen im Nacken, den Scheitelpunkt und die Schläfen.

▶ *Teerezept zur Langzeitbehandlung*

Rosmarin und Lavendelblüten zu gleichen Teilen mischen und daraus einen Tee brühen. Sie sollten mindestens 1 Monat lang täglich 1 Liter davon über den Tag verteilt (nicht abends!) trinken.

Minderwertigkeitsgefühle

Gehören Sie zu den Menschen, die es allen recht machen wollen? Gehen Sie Auseinandersetzungen aus dem Weg, weil Sie es nicht aushalten, vielleicht nicht mehr gemocht zu werden? Halten Sie sich für hässlich, obwohl Ihnen schon viele versichert haben, dass Sie attraktiv sind? Minderwertigkeitsgefühle sind besonders unter Frauen weit verbreitet. Es handelt sich oft um tüchtige Menschen, die dazu neigen, ihre Leistung zu gering einzuschätzen und sich selbst wenig zu achten.

▶ *Homöopathische Zubereitung*

Lavandula D6, Calendula D6, Rosa canina D3, Betonica D3 und Valeriana D6 werden zu gleichen Teilen gemischt. Davon nehmen Sie 2- bis 3-mal täglich 20 Tropfen in etwas Wasser so lange ein, bis Sie sich innerlich stärker fühlen.

Mundgeruch

Schlechter Atem kann verschiedene Ursachen haben: mangelnde Zahnhygiene, Karies oder eine Mandelentzündung. Viele Menschen bekommen auch bei Nervosität schlechten Atem, und nicht selten stecken Magen-Darm-Probleme dahinter.

▶ *Gurgellösung*

Geben Sie 2 Tropfen Teebaumöl, 2 Tropfen Lavendelöl und 1 Tropfen Nelkenöl in 1 Glas warmes Wasser, und spülen Sie damit den Mund und Rachenraum aus.

Gurgellösung aus Kräutern gegen schlechten Atem: Eichenrinde, Lavendelblüten, Salbei, Tormentill, Storchschnabel zu gleichen Teilen mischen. Pro Anwendung reicht 1 Teelöffel davon. Vor jedem Gurgeln sollte Zahnersatz aus Kunststoff grundsätzlich herausgenommen werden.

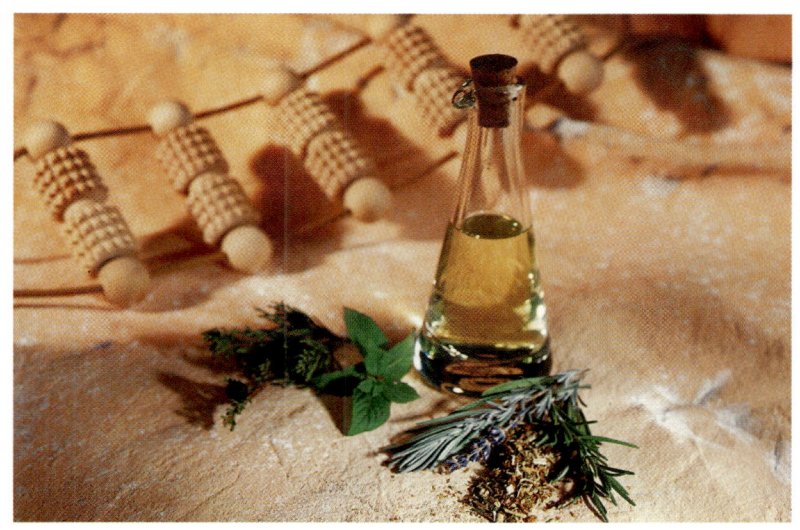

Das Massageöl enthält Substanzen, die die Lavendelkräfte wirkungsvoll unterstützen: Rosmarin wärmt und fördert die Durchblutung, Wacholder erfrischt, Pfefferminze entkrampft, Johanniskraut entspannt.

Muskelverspannungen

Verhärtete, schmerzende Muskeln sind typische Zivilisationsbeschwerden. Fast alle Menschen, die viel sitzen und sich zu wenig oder einseitig bewegen, bekommen früher oder später Rückenprobleme oder verkrampfte Schultern. Mit der Zeit kommen häufig Gelenkdegenerationen an Hüften oder Knien hinzu. Als Ursachen machen die Fachleute neben chronischen Fehlhaltungen auch seelische Probleme verantwortlich.

▶ *Massageöl*

Dazu brauchen Sie je 6 Tropfen Rosmarin- und Wacholderöl, 3 Tropfen Pfefferminz-, 5 Tropfen Lavendel- und 50 Milliliter Johanniskrautöl. Schütteln Sie alle Zutaten in einer Flasche gut durch, bringen Sie sie Ihrem Masseur mit, oder massieren Sie sich selbst. Dieses Öl lockert die Muskeln und fördert gleichzeitig die Durchblutung.

▶ *Heiße Kompresse*

Bei schmerzhaften Schulter- und Nackenverspannungen lindert eine heiße Kompresse die Schmerzen. Geben Sie 2 Tropfen ätherisches Öl der Römischen Kamille, 2 Tropfen Majoranöl und 4 Tropfen

Verkrampfte Muskeln können auch psychische Ursachen haben: Sitzt einem zu viel Angst im Nacken oder lastet auf den Schultern zu viel Verantwortung, antwortet der Körper mit dauerhafter Muskelverspannung.

Lavendelöl in 1/2 Liter heißes Wasser, tauchen Sie ein Baumwolltuch ein, und legen Sie dieses auf die schmerzenden Stellen.

▶ *Patentrezept gegen Muskelkater*

3 Tropfen Eukalyptusöl und 6 Tropfen Lavendelöl, mit 1 Esslöffel Honig vermischt, ins einlaufende Badewasser geben.

Nagelbettentzündung

Diese äußerst schmerzhafte Entzündung entsteht meistens durch die Maniküre, wenn die Nagelhaut entfernt oder weggeschnitten wird.

▶ *Ölmischung zum Auftragen auf die Haut*

3 Tropfen Lavendelöl, 2 Tropfen Palmarosaöl, 1 Tropfen Patschuliöl und 20 Tropfen Jojobaöl werden in einem Glasfläschchen verschüttelt. Mit ein paar Tropfen davon reiben Sie täglich 4- bis 5-mal Ihr Nagelbett ein. Die Mischung ist auch gegen pilzbefallene Nägel wirksam, wenn Sie zusätzlich ein wenig von dem Öl unter den Nagel reiben.

Nervosität

Nervöse Menschen sind häufig seelisch unausgeglichen und entwickeln viele Ängste. Bei Reizüberflutung oder wenn viel Arbeit und wenig Ruhe das Leben bestimmen, empfinden aber auch sonst recht bodenständige Menschen jede zusätzliche Belastung als Überforderung. Typische nervöse Symptome sind Schlafprobleme, Appetitmangel, Herzbeschwerden und Magen-Darm-Beschwerden.

▶ *Teeaufguss*

Dazu werden Basilikum, Bitterklee, Brennnessel, Ehrenpreis, Lavendelblüten, Nelkenwurz und Storchschnabel zu gleichen Teilen gemischt. Geben Sie 3 Esslöffel davon auf 3/4 Liter heißes Wasser. Bereiten Sie sich morgens einen Tee zu, den Sie über den Tag verteilt trinken. Die Kur sollte mindestens 4 Wochen durchgehalten werden.

▶ *Weitere Maßnahmen*

Lernen Sie zu relaxen. Ob Sie sich für Meditation, autogenes Training oder eine Körpertherapie wie Reiki oder Shiatsu entscheiden, liegt ganz bei Ihnen. Wichtig ist in erster Linie, dass Sie mit einer Entspan-

Erste Hilfe für unterwegs: 3 Tropfen Lavendeöl auf ein Taschentuch geben und den Duft tief einatmen. Das entspannt und beruhigt die Nerven.

nungsmethode eine gelassenere Lebenseinstellung gewinnen und mehr Ruhe in Ihr Leben bringen. Setzen Sie Prioritäten, und trainieren Sie bewusst das Neinsagen.

Neurasthenie

Neurastheniker sind geradezu ein klassischer Fall für die Behandlung mit Lavendel. Betroffen sind meistens Frauen. Ihr großer gemeinsamer Nenner ist die geringe nervliche Belastbarkeit. Neurasthenikerinnen neigen im Konfliktfall dazu, sich zurückzuziehen. Sie haben nah am Wasser gebaut und leiden unter äußeren Einflüssen wie Wetterumschwüngen oder Vollmond besonders stark. Kritik können sie ebenso schlecht wegstecken wie böse Bemerkungen anderer. Häufig handelt es sich um zarte, unauffällige und etwas blasse Menschen.

▶ *Heilteekur*
Angelikawurzel, Beifuß, Brennnessel, Dill, Lavendelblüten, Majoran, Nelkenwurzel und Salbei zu gleichen Teilen mischen. Übergießen Sie 3 Esslöffel der Kräuter mit heißem Wasser, und lassen Sie den Tee 10 bis 15 Minuten lang ziehen. Trinken Sie Ihre Tagesdosis über den ganzen Tag verteilt. Die Kur sollte 4 Wochen lang andauern.

▶ *Massage*
Lassen Sie sich auch öfter mal mit purem Lavendelöl zwischen den Schulterblättern entlang der Wirbelsäule massieren.

Eine sehr effektive Hilfe bei schlechtem nervlichem Befinden: Ohrläppchen mit Lavendelöl einreiben, denn dort sitzt ein Akupunkturpunkt gegen die Angst.

Ohrenschmerzen

Ohrenschmerzen entstehen meistens durch Infektionen im Mittel- oder Außenohr. Säuglinge und Kleinkinder neigen dazu, weil ihre noch recht kurze Ohrtrompete bei Erkältungen leicht blockiert wird. Sehr viel Ohrenschmalz kann ein Zeichen einer nicht ausgeheilten Infektion oder eines akuten Katarrhs sein.

▶ *Ohrentropfen*
Je 2 Tropfen ätherisches Öl von Lavendel, Geranium sowie Pfefferminze mit 6 Milliliter Mandelöl mischen und erwärmen, bis es lauwarm ist. Dieses Öl in beide Ohren tropfen, auch wenn nur ein Ohr schmerzt.

Blutungen oder Ausfluss aus dem Ohr sind ein Alarmsignal. In diesen Fällen sollten Sie unbedingt zum Arzt gehen!

▶ *Weitere Maßnahmen*

Auch warme Zwiebelsäckchen können Ohrenschmerzen zum Abklingen bringen: 1 frische, zerkleinerte Zwiebel erwärmen, in einen Baumwollbeutel legen und damit das Ohr gut abdecken.

Panikattacken

Angstanfälle tauchen ganz plötzlich auf. Die Betroffenen bekommen starke Angst, Herzrasen, Schweißausbrüche, Erstickungs- oder Beklemmungsgefühle, Zittern, Schwindel, Atemnot und das Gefühl, in Ohnmacht zu fallen.

▶ *Riechfläschchen*

Kaufen Sie sich ein Riechfläschchen, und füllen Sie es zu gleichen Teilen mit dem ätherischen Öl von Lavendel und Bergamotte. Dieses Fläschchen sollten Sie immer bei sich haben. Sobald Sie merken, dass Angst in Ihnen aufsteigt, nehmen Sie das Fläschchen zur Hand und atmen den Duft der Ölmischung tief ein. Meistens beruhigen sich die Nerven sofort, und die Panik bleibt aus. Wenn der Angstanfall bereits ausgebrochen ist, kann diese Mischung sein Ausmaß lindern.

Scheidenausfluss

Es gibt zwei mögliche Ursachen für Vaginalfluss: eine Pilzinfektion der Scheide oder eine bakterielle Fehlbesiedelung mit Bakterien. In beiden Fällen können Sie eine Behandlung mit Lavendelöl versuchen, das gleichzeitig antibakteriell und fungizid wirkt.

▶ *Tamponbehandlung*

Träufeln Sie 5 bis 10 Tropfen Lavendelöl pur auf einen Tampon, den Sie über Nacht in der Scheide lassen. Wiederholen Sie diese Behandlung 6- bis 7-mal.

▶ *Waschmischung für Schamlippen und Scheide*

30 Tropfen Lavendelöl mit 1 Tasse warmem Wasser verdünnen.

▶ *Vaginalspülung zur Behandlung von Scheidenpilz*

2 Tropfen Lavendelöl und 2 Tropfen Teebaumöl mit 1/2 Liter Rosenwasser mischen und für Vaginalspülungen verwenden.

Wichtig bei Scheidenausfluss ist es, sich für eine der Behandlungsmethoden zu entscheiden, nicht alle gleichzeitig anzuwenden. Nach der Behandlung muss die Scheidenflora mit Milchsäurezäpfchen (aus der Apotheke) wieder aufgebaut werden. Wenn sich die Beschwerden durch die Lavendelölanwendung nicht bessern, müssen Sie unbedingt Ihren Frauenarzt aufsuchen!

▶ *Einreibung bei juckendem Ausfluss und entzündeter Scheide*
Mischen Sie je 2 Tropfen Teebaum- und Lavendelöl, und reiben Sie damit die Schamlippen ein.

Schlaflosigkeit

Lavendel ist eine gute Einschlafhilfe für Menschen mit überanstreng-ten Nerven, die viel arbeiten, geistig angespannt sind und denen es schwer fällt, abends abzuschalten. Ebenso gut wirkt das Kraut aber auch bei Personen, die sich tagsüber geistig unterfordert fühlen oder langweilen und deswegen nachts oft noch lange wach liegen, weil sie gedanklich nicht zur Ruhe kommen.

▶ *Teeaufguss*
Überbrühen Sie 1 Teelöffel Lavendelblüten mit 1 Liter Wasser. Nach 10 Minuten können Sie die Mischung abseihen. Trinken Sie jeweils 30 Minuten vor dem Zubettgehen 1 Tasse Lavendeltee.

▶ *Lavendelkissen*
Legen Sie sich ein Lavendelkissen neben das Kopfkissen, und machen Sie ein paar tiefe Atemzüge – das entspannt.

Schlaganfall

Selbstverständlich muss bei einem Schlaganfall sofort ein Arzt geru-fen werden. Im Krankenhaus bekommt der Patient oft blutverdünnen-de Mittel, und wenn die akute Notsituation überstanden ist, müssen sofort Rehabilitationsmaßnahmen ergriffen werden. Für die Nachsor-ge des Schlaganfalls jedoch ist Lavendel ein sanftes Naturmittel.

▶ *Lavendelbad*
Etwas Flüssigseife mit 10 Milliliter Lavendelöl mischen und ins lau-fende Wasser geben; täglich darin baden.

▶ *Einreibung*
Hilfreich ist auch die Einreibung mit einer Mischung aus Lavendelöl und etwas Jojoba- oder Mandelöl 2-mal am Tag. Massieren Sie damit die betroffenen Glieder, außerdem die Schädelbasis und den gesamten Nacken.

Ein probates Mittel bei Einschlafschwierig-keiten sind auch die altbewährten Lavendel-bäder. Dazu gibt man 6 Tropfen ätherisches Öl ins warme Badewasser und bleibt 15 Minuten lang in der Wanne.

▶ *Lavendeltee*

Bereiten Sie eine Mischung zu gleichen Teilen aus Betonienkraut, Johanniskraut, Melisse, Nelkenwurz, Rosenblüte, Salbei, Schafgarbe und 5 Teilen Lavendelblüten. Die Tagesdosis beträgt 4 bis 5 Esslöffel. Von diesem Tee sollte der Patient täglich über einen längeren Zeitraum hinweg 1 1/2 Liter trinken.

Schnupfen

Bei leichten Erkältungen, bei denen man sich körperlich noch relativ wohl fühlt, stört am meisten die verstopfte Nase.

▶ *Inhalation*

Dazu je 2 Tropfen Cajeput- und Lavendelöl in einen Topf mit heißem Wasser geben und den heißen Dampf unter einem Tuch einige Minuten lang inhalieren.

▶ *Aromatherapie*

Wenn Sie eine sofortige Wirkung brauchen, geben Sie einige Tropfen Lavendelöl auf ein Taschentuch und atmen den Duft tief ein. Damit nachts die Nase frei bleibt, können Sie sich ein Lavendelkissen aufs Kopfkissen legen.

Gegen kalte Hände und Füße empfiehlt sich ein Tee aus Basilikum, Eisenkraut, Fieberklee, Lavendel, Rosenblüten, Schafgarbe, Waldmeister und Nelkenwurz, alles zu gleichen Teilen. Etwas konzentrierter kann der Tee auch für ein Hand- oder Fußbad verwendet werden.

Vegetative Dystonie

Unter diesem Begriff fasst die Medizin alle Beschwerden zusammen, die nervlich bedingt sind und für die es keine organischen Ursachen gibt – von Kreislaufproblemen über Herzrasen bis hin zum Reizmagen. Meistens haben die Betroffenen einen schlechten Energiestatus durch vorangegangene seelische Belastungen.

▶ *Salbe*

Im Handel ist eine bereits gebrauchsfertige, rezeptfreie Salbe (von Weleda) erhältlich, die u. a. Lavendelöl enthält. Die Salbe hat folgenden Namen: Aurum D5/Oleum aethereum Lavandulae 0,3 %/Oleum aethereum Rosae 0,3 %. Sie wirkt besonders bei Beschwerden von Herz und Kreislauf. Massieren Sie die Salbe 1- bis 2-mal täglich in der Herzgegend ein.

Lavendel vor, bei und nach der Geburt

▶ Gegen Nabelschmerzen besonders zwischen der 28. und 36. Schwangerschaftswoche helfen warme Kompressen mit Lavendel. Betupfen Sie ein nasses, lauwarmes Tuch mit 2 Tropfen Lavendelöl, und legen Sie dieses auf den Nabel auf.

▶ Zur schnellen Linderung des häufig auftretenden Juckreizes der Haut können Sie sich ein Hautöl herstellen: Geben Sie 5 Tropfen Lavendelöl und 1 Tropfen Melissenöl in 10 Milliliter Aloe-vera-Öl, und schütteln Sie die Mischung gut durch. Nun können Sie das fertige Öl auf die vorher angefeuchteten juckenden Stellen auftragen.

▶ Bei Wehen hilft ein Lavendelbad, um herauszufinden, ob es sich bei den Bauchschmerzen um Vorwehen oder bereits um Geburtswehen handelt. Vorwehen verschwinden durch Entspannung im warmen Wasser, echte Wehen bleiben, sie lassen sich mit keiner Methode mehr wegzaubern. In diesem Fall hilft die klärende Wirkung des Lavendelöls der werdenden Mutter, ihre Energie zu sammeln und sich ganz auf die bevorstehende Geburtsarbeit zu konzentrieren. Auch aufgeregte Väter können mit Hilfe dieses Dufts ruhiger werden und besser durchhalten.

So hilft Lavendel: 10 bis 15 Tropfen Lavendelöl, mit etwas Sahne vermischt, ins laufende Badewasser geben.

▶ Nach der Geburt lässt Lavendel Wunden schneller heilen und hilft Entzündungen vermeiden. Die häufigsten Wochenbettbeschwerden sind Wunden nach einem Dammschnitt oder -riss. Hier helfen Sitzbäder: 5 bis 7 Tropfen Lavendelöl mit etwas Salz aus dem Toten Meer verreiben und in eine mit warmem Wasser gefüllte Sitzbadewanne geben.

▶ Gegen schmerzende Brustwarzen hat sich das Auftragen von reinem Lavendelöl bewährt. Geben Sie beim Stillen einige Minuten vor dem Anlegen des Babys 1 Tropfen Lavendelöl auf die Brustwarze.

▶ Die zarte Haut von Neugeborenen wird im Windelbereich sehr schnell wund. Beim Wechseln der Windel kann man die entzündeten Hautstellen mit Lavendelhydrolat abwaschen.

▶ Eine Alternative zu den Sitzbädern bei Wunden und Entzündungen sind Auflagen. Geben Sie 2 Tropfen pures Lavendelöl auf ein feuchtes Mulltuch, und legen Sie es auf die betroffene Stelle. Diese Anwendung können Sie mehrmals wiederholen.

Für Hebammen gehört Lavendel seit Jahrhunderten zu den wichtigsten Geburtshelfern aus der Natur. Für Mutter und Baby ist das ätherische Öl ein unschätzbar wichtiger Begleiter in allen Phasen vor, während und nach der Entbindung.

Erste Hilfe mit Lavendel

Aromatherapeuten schwören darauf: Lavendel ist die wichtigste ätherische Essenz in jedem Notfallset. Wegen seiner stark schmerzlindernden, beruhigenden und antiseptischen Wirkung gehört ein Fläschchen hochwertiges ätherisches Lavendelöl nicht nur auf jeden Fall in die Hausapotheke, sondern auch in jeden Reisekoffer und in den Erste-Hilfe-Kasten im Auto.

Bisse von Gifttieren

Nach einem Biss von giftigen Tieren wie Spinnen, Schlangen oder Meerestieren ist sofortige medizinische Hilfe unerlässlich. Doch manchmal vergehen wertvolle Minuten oder Stunden bis zum nächsten Arzt oder Krankenhaus. In dieser Zeit kann Lavendelöl seine blutreinigende, entgiftende Wirkung entfalten und das Nervensystem beruhigen.

▶ Reiben Sie einige Tropfen Lavendelöl direkt in die Bissstelle ein.

Von Schlangen gebissene Tiere werden genauso behandelt wie Menschen. Eine Methode der provenzalischen Hirten: frische, zerdrückte Lavendelblüten und -blätter in die Bisswunde von Schafen reiben, die von einer Schlange gebissen wurden.

Blaues Auge

▶ Mischen Sie je 1 Tropfen Lavendel- und Kamillenöl mit 1 Teelöffel Rosenwasser sowie 1 Teelöffel Eiswasser. Tränken Sie ein sauberes Baumwolltuch mit dieser Lösung, und legen Sie es mit leichtem Druck auf das geschlossene Auge.

Insektenstiche und -bisse

Schmerzen und Juckreiz werden schnell gelindert, und die Schwellung hält sich in Grenzen, wenn Sie bei Insektenstichen sofort reagieren. Bei Bienenstichen erst den Stachel vorsichtig mit dem Fingernagel herausziehen!

▶ Träufeln Sie 1 Tropfen Lavendelöl pur auf die Einstichstelle, und wiederholen Sie diese Anwendung nach einigen Minuten.

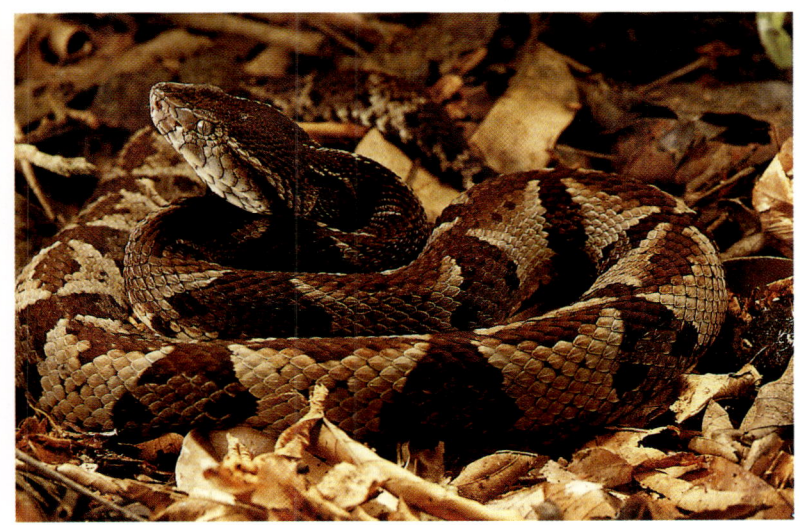

Natürlich ist Lavendel nach Bissen von hochgiftigen Schlangen nicht das probate Mittel. Bei weniger gefährlichen Verletzungen ist er aber eine sehr gute Notfallmedizin.

Schock

▶ Ein paar tiefe Atemzüge über einem unter die Nase gehaltenen Lavendelölfläschchen machen den Betroffenen sofort ruhiger und lassen ihn wieder zu sich kommen.

Sonnenbrand

Nach einem Sonnenbrand braucht die Haut vor allem Kühlung: Soforthilfe bietet ein Spray mit der beruhigenden Kraft von Lavendel.
▶ Füllen Sie etwas kühles, abgekochtes Wasser oder Mineralwasser in einen Zerstäuber, verschütteln Sie einige Tropfen Lavendelöl damit, und sprühen Sie das Ganze mehrmals auf die gerötete Haut.

Vorsicht: Blasen, die durch Verbrennungen und Verbrühungen entstanden sind, dürfen Sie auf keinen Fall mit einer Nadel aufstechen!

Verbrennungen

Lavendelöl ist das beste und in höchsten Tönen gepriesene Hausmittel gegen leichtere bis mittlere Verbrennungen oder Verbrühungen jeder Art. Der Grund ist die dreifache Wirkung des Öls: Es lindert fast augenblicklich die Schmerzen, verhindert Komplikationen wie Entzündungen sowie Blasenbildung und fördert eine schnellere, bessere Abheilung und Vernarbung.

▶ Je nach Größe des verbrannten Hautareals werden mehrere Tropfen Lavendelöl pur auf die verbrannte Haut geträufelt; diese Behandlung wird 4- bis 5-mal täglich wiederholt. In der Nacht die Wunde mit Gaze verbinden.

▶ Wenn sich schon eine Blase gebildet hat, geben Sie 1 Tropfen Lavendelöl direkt darauf, und reiben Sie sie vorsichtig ein. Dann können Sie etwas Eis etwa 10 Minuten lang auf die Blase drücken und anschließend das Ganze mit einer trockenen Kompresse abdecken sowie leicht verbinden. Die Behandlung sollte öfter wiederholt werden.

Wundversorgung

▶ Zur Reinigung frischer Wunden kann man schnell ein spezielles Wundöl mixen, das mit steriler Gaze vorsichtig aufgetupft wird: 15 Tropfen Lavendelöl, 9 Tropfen Rosengeraniumöl, 1 Tropfen Teebaumöl und 1 Tropfen Schafgarbenöl. Mischen Sie diese Zutaten zusammen, und verschütteln Sie sie dann mit 10 Milliliter Jojobaöl.

▶ Erste Hilfe bei tiefen Schnittwunden leistet pures Lavendelöl. Träufeln Sie sofort einige Tropfen Lavendelöl auf die betroffene Stelle, decken Sie sie mit Gaze ab, und fahren Sie umgehend zum Arzt oder zur Notambulanz im Krankenhaus. Auf die genähte Wunde sollten Sie 1 Woche lang täglich 4-mal 5 Tropfen Lavendelöl aufträufeln, damit die Narbe sich nicht entzündet und schneller heilt.

▶ Hautabschürfungen können besser heilen, wenn sie vorher gereinigt werden und an der Luft trocknen. Geben Sie 5 Tropfen Lavendelöl in 1 Tasse mit warmem Wasser, tränken Sie damit ein sauberes Tuch, und säubern Sie die Stelle vorsichtig. Danach 1 Tropfen Lavendelöl pur auf die Stelle geben.

▶ Bei Kratzern und entzündeten, eitrigen Pickeln geht es in erster Linie um die für Bakterien tödliche Wirkung des Lavendels: Träufeln Sie 1 Tropfen Lavendelöl und 1 Tropfen Teebaumöl direkt aus der Flasche auf die betroffene Hautstellen.

Tiefe, klaffende Schnittwunden müssen meistens genäht werden. In diesem Fall ist Lavendelöl eine hervorragende Erstversorgung und Nachbehandlung.

Lavendel als spiritueller Begleiter

Bei der ganzheitlichen Betrachtung des Lavendels lohnt sich ein Blick auf die spirituellen Aspekte dieser Pflanze. Ihre geistig-seelische Kraft wird in Hexenkunst, Astrologie und bei Ritualen bereits seit Urzeiten genutzt.

Die universell denkende Erfahrungsheilkunde, die davon ausgeht, dass alle natürlichen Phänomene miteinander in Zusammenhang stehen, stellt jedem Planeten, jedem Element, jeder Farbe, jedem Chakra usw. eine Pflanze bei. So wird dem Lavendel Folgendes zugeordnet:

▶ *Planet:* Merkur
▶ *Element:* Luft
▶ *Sternzeichen:* Jungfrau, Zwillinge
▶ *Farbe:* Indigoblau
▶ *Chakrenlehre:* Sonnengeflecht (drittes Chakra), Halschakra (fünftes Chakra)
▶ *Tarotkarten des großen Arkanum:* Gerechtigkeit, die Hohepriesterin, die Herrscherin
▶ *Mondphase:* Neumond
▶ *Jahreszeit:* Frühling
▶ *Tageszeit:* früher Morgen
▶ *Charakter:* Yin (beruhigende Wirkung) und Yang (anregende Wirkung), ausgeglichen
▶ *Duftebene:* Mittelnote
▶ *Eigenschaft:* warm-trocken
▶ *Runenlehre:* THORN (3), NOT (8), TYR (12)
▶ *Organe:* Lunge, Nervensystem

Die ganzheitliche Kräuterheilkunde erklärt die Doppelwirkung des Lavendels mit dem verbindenden Prinzip des Merkur. Lavendel gilt einerseits als beruhigend und entspannend sowie andererseits als stimulierend und aufbauend. Immer steht diejenige Eigenschaft im Vordergrund, die gerade dringender gebraucht wird.

Lavendel und Magie

Hexen haben den Lavendel, den sie Elfenblatt nannten, seit Jahrhunderten für ihre Rituale genutzt. Beispielsweise reinigten sie ihre magischen Werkzeuge mit Lavendelwasser. In alten südfranzösischen Hexenkreisen wurden getrocknete Lavendelblüten zur Mittsommernacht ins Feuer geworfen, um Visionen und Inspiration zu empfangen. Der Rauch brennenden Lavendels half den weisen Frauen, sich in einen Trancezustand zu versetzen, in dem sie erhöhte Klarheit gewannen. Auch heute spielt diese Eigenschaft von Lavendel eine große Rolle: In der Esoterik wird die spirituelle Kraft dieser Pflanze eingesetzt, wenn Klarheit über bestimmte Zusammenhänge gesucht wird.

Wenn es um etwas Neues geht

Die englische Pflanzenkundlerin Elisabeth Brooke, die sich mit den magischen Kräften des Lavendels beschäftigte, empfiehlt, den Lavendel in Phasen des Neuanfangs zu nutzen: zu Beginn jeder Unternehmung, vor allem, wenn diese mit einer Reise über Wasser zu tun hat oder mit Ideen und Nichtgreifbarem. Auch neue Seelen sollen mit Lavendel willkommen geheißen werden: Ein Lavendelbeutel, in die Wiege eines Neugeborenen gelegt, schützt den Säugling angeblich vor bösen Einflüssen.

Bei jeder Imaginationsarbeit ist Lavendel von Nutzen, um in der Phantasie Bilder eines angestrebten Ziels zu entwerfen und darüber den Weg dorthin leichter zu finden.

Lavendel und Astrologie

Lavendel entspricht astrologisch dem Planeten Merkur, der gleichzeitig auch eine Gottheit darstellt. Merkur ist der Gott der Diebe, der Kaufleute und vor allem der Beweglichkeit. Seine Entsprechung in der griechischen Mythologie ist Hermes, der geflügelte Götterbote. Ein Merkurmittel wie der Lavendel wirkt verbindend und ausgleichend. Viele Heiler nutzen dieses Wissen, um unterschiedliche Pflanzenwirkungen miteinander zu verbinden.

▶ *Merkur und Sonne*
Sonnenöle wie Zimt oder Nelke ergeben mit Lavendel eine erwärmende Mischung; sie wirken stimmungsaufhellend.

▶ *Merkur und Venus*
Rose, Geranium oder Palmarosa bauen den Geist auf und regenerieren. Pflanzliche Venus-Merkur-Mischungen sollen angeblich auch die Schutzkraft der Aura verstärken oder wieder herstellen und sensible Naturen vor psychischer Ausbeutung schützen.

▶ *Merkur und Mond*

Zusammen mit den Mondölen Jasmin, Pfefferminze und Weißdorn entfaltet Lavendelöl eine kühlende Wirkung auf den Geist.

Lavendel und Chakras

Lavendel gilt als das Kraut des Solarplexus, des im Oberbauch gelegenen dritten Chakras. Dieses Energiezentrum ist für die Assimilation äußerer Reize verantwortlich. Es wirkt wie eine Satellitenantenne: Wenn es nicht justiert ist, empfängt es wahllos alle Schwingungen und Gefühle, die sich in der Atmosphäre befinden. Sensible Menschen sind dem völlig ausgeliefert.

Lavendel wirkt wie ein Filter für das Sonnengeflecht: Mit bestimmten Übungen kann man dieses Chakra zum Schutz zeitweise verschließen und nur förderliche Impulse aufnehmen. Folgende Übung hilft dabei:

▶ Lösen Sie 15 Tropfen Lavendelöl in 1 Hand voll Salz auf, und geben Sie es in eine Wanne mit 38 °C warmem Wasser. Bleiben Sie eine Zeit lang in dem beruhigenden Bad liegen, und atmen Sie den Duft bewusst ein. Lassen Sie dabei das Gefühl los, von dem Sie sich befreien möchten.

Eine Übung, um mit Lavendel die eigene Mitte besser zu spüren: Legen Sie sich entspannt hin, und massieren Sie den Solarplexus mit unverdünntem Lavendelöl. Auch auf das Hals- oder Kehlkopfchakra hat eine Massage mit Lavendel guten Einfluss: Das fördert die Kommunikationsfähigkeit.

Der Jupitersohn Merkur ist Bote und Vollstrecker des göttlichen Willens, sehr schlau, gewandt und deshalb Beschützer der Wanderer und Reisenden, die er auf ihrem Weg begleitet und unterstützt – wie der Lavendel.

Eine Pflanze mit vielen Gesichtern

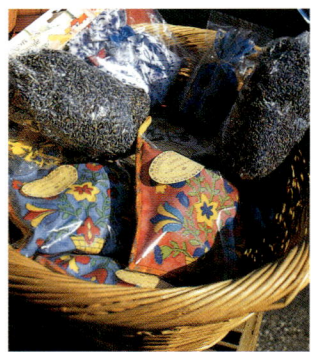

Lavendelsäckchen sind schnell gemacht und bringen frischen Wind in Ihren Wäscheschrank.

Lavendel im Haushalt

Unsere Großmütter wussten die Kraft des Lavendels gut zu nutzen. Zu ihren Zeiten war der blaue Duft ein willkommener, natürlicher Schutz gegen Krankheitserreger. Sie benutzten den Lavendel auch als Motten vertreibenden Wäscheduft und schmückten die gute Stube mit Potpourris, deren Aroma gleichzeitig die Luft desinfizierte.

Ein Reiniger mit durchschlagender Kraft

Zum Reinigen von Böden, Fliesen, Kacheln und Schränken ist Lavendelöl bestens geeignet. Es tötet schädliche Keime und verbreitet einen wunderbar frischen Duft im ganzen Raum. Für die Putzarbeit benötigen Sie nicht das teure ätherische Öl des Echten Lavendels. Hier tut es auch der preiswertere Lavandin.

▶ Geben Sie je nach Größe Ihres Putzeimers zusätzlich zu einem sanften Flüssigreiniger 5 bis 10 Tropfen Lavandinöl ins Putzwasser. Auch die Toilette können Sie damit sauber machen. Wenn Sie auch Ihre Küchenschränke und Regale, in denen Sie Lebensmittel aufbewahren, mit Lavendelwasser reinigen, sorgen Sie damit gleichzeitig für einen wirksamen Schutz gegen Lebensmittelmotten.

Lavendel gilt als eine sanfte und dabei sehr starke Waffe gegen Bakterien, Viren, Pilze sowie Insekten, Ungeziefer und Parasiten. Vor allem in Haushalten mit Kindern und gesundheitlich weniger robusten Menschen lohnt sich der Einsatz dieses Saubermachers aus der Natur.

Beim Geschirrspülen

▶ Wenn Sie gekocht haben und in der Küche den Dunst von Speisen vertreiben wollen, geben Sie ein paar Tropfen Lavandinöl ins Abwaschwasser. Damit haben Sie nicht nur hygienisch einwandfreies Geschirr, sondern zusätzlich auch einen Frischeduft.

▶ Sogar in den Geschirrspüler können Sie Lavendelduft zaubern, indem Sie einfach ein paar Tropfen auf das bereits eingefüllte Reinigungsmittel träufeln.

So konservieren Sie den Frischeduft

Vor allem für Toilette und Bad lohnt sich die Anschaffung von Duftsteinen aus Keramik zur Kaltverdunstung ätherischer Öle. Die unglasierten Duftsteine sind besonders saugfähig und werden auf glasierte Keramikuntersetzer gelegt.

Lavendel als Wäscheduft

▶ Wenn Sie Ihre Bettwäsche waschen, lösen Sie 5 bis 7 Tropfen Lavandinöl in 2 Esslöffeln Essig auf und geben diese Mischung in den letzten Spülgang der Waschmaschine. Damit versiegeln Sie den Duft sozusagen im Stoff. Noch bei der Aufbewahrung im Wäscheschrank bleibt das Lavendelaroma erhalten. Gleichzeitig sorgt es dafür, dass die Motten fernbleiben.

▶ Auch in die Wäschestärke können Sie Lavendelduft zaubern: Dazu brauchen Sie 100 Gramm Maisstärke, 1/2 Teelöffel Borax, 1/2 Teelöffel Stearinsäure und 15 bis 20 Tropfen Lavandinöl. Das Ganze mit einem Löffel zerdrücken und gut verrühren. 3 Esslöffel davon kommen in den letzten Spülgang der Waschmaschine.

▶ Im Wäschetrockner: Tränken Sie ein Taschentuch mit Lavandin, und legen Sie es mit in die Trommel.

▶ Im Dampfbügeleisen: Geben Sie 2 bis 3 Tropfen Lavandin in das destillierte Wasser. Das ätherische Öl enthält kein Fett, es macht also keine Flecken.

Beim Reinigen von Holzbrettern, auf denen Fleisch geschnitten wurde, bringt Lavandin zusätzlichen Schutz vor Salmonellen und anderen Krankheitserregern: 1 bis 2 Tropfen auf das Schneidebrett geben und die Oberfläche gründlich abreiben.

Lavendel für den Kleiderschrank

Es gibt viele Möglichkeiten, den blauen Duft im Kleiderschrank oder im Ankleidezimmer unterzubringen. Schon die römische Hausfrau legte zwischen die frisch gewaschene Wäsche Lavendelsträußchen.

▶ Eine andere Möglichkeit, den Lavendelgeruch im Kleiderschrank zu konservieren und die Motten zu vertreiben: Tränken Sie einige Blätter oder in Stofftaschentücher eingewickelte Wattebäusche mit Lavendelöl, und legen Sie sie zwischen die Kleidung.

Lavendelpotpourris

Ein Potpourri ist nicht nur ein sehr dekorativer Zimmerschmuck, sein Duft kann auch die Atmosphäre eines Raumes beeinflussen. Wenn die Duftkomposition gelungen ist, wird das Aroma leise wahrnehmbar, aber nicht aufdringlich sein.

Potpourri violet
Zutaten: 200 g Lavendelblüten, 50 g Hagebuttenblüten, 20 g Wildrosenblüten, 20 g Kornblumen, 40 g Zimtstangen, 20 g Nelken, 15 g Zimtpulver, 40 g Iriswurzelmehl, 30 Tropfen Lavandinöl

Potpourris bestehen aus getrockneten Kräutern, Blüten, Schalen von Zitrusfrüchten, Gewürzen, ätherischen Ölen und einem Fixativ für die Haltbarmachung. Dafür eignen sich beispielsweise Iriswurzelmehl, Benzoeharz, Vetiver, Storax oder Eichenmoos.

▶ Mischen Sie die Blüten und Gewürze vorsichtig miteinander, und lassen Sie dann das ätherische Öl darauf tropfen. Geben Sie das Potpourri in einen luftdicht verschlossenen Behälter, und lassen Sie es 2 bis 3 Wochen lang durchziehen. Zwischendurch immer wieder mal schütteln, damit sich alle Aromen gut miteinander mischen.
▶ Zum Schluss werden die Duftblüten in eine farblich passende Schale gefüllt und an einen schönen Platz im Raum gestellt.

Potpourri soleil
Zutaten: 1 Tasse getrocknete Lavendelblüten und -samen, 1 Tasse getrocknete Blätter (Lorbeer, Zitronenstrauch, Ysop, Ananassalbei, Melisse, Zitronenthymian), 1/2 Tasse getrocknete Kamillenblüten, 1/2 Tasse getrocknete Veilchen- oder Stiefmütterchenblüten, 1 TL getrocknete Orangenschalenstreifen, 25 g Iriswurzelpulver, 1/2 TL geriebene Muskatnuss, 1/2 TL zerstoßene Nelken, 3 Tropfen Lavandinöl, 2 Tropfen Rosenpelargonienöl
▶ Alle Zutaten vorsichtig mischen und fest verschlossen 2 bis 3 Wochen lang an einem warmen Ort zum Durchziehen aufbewahren. Dann können Sie das Potpourri in ein dekoratives Schälchen umfüllen.

Lavendelsäckchen selbst gemacht

Um ein Lavendelsäckchen herzustellen, braucht man ein Stück Leinen oder Baumwolle, Nadel und Faden sowie natürlich Lavendelblüten und -öl. Lavendelsäckchen sind klassischerweise länglich geformt: 20 bis 25 Zentimeter lang und etwa 5 Zentimeter breit.

▶ Schneiden Sie ein Stück Stoff auf eine Länge von 50 Zentimeter und eine Breite von 5 Zentimeter zurecht. Die beiden langen Seiten werden aufeinander gelegt, die Längskanten zusammengenäht. Nun brauchen Sie nur noch das Innere nach außen stülpen, so dass die Nahtseite nach innen kommt.

▶ Für die Füllung mit Lavendelpuder geben Sie 100 bis 150 Gramm Maisstärke auf einen tiefen Teller. Mischen Sie 8 Gramm Iriswurzelmehl darunter, und träufeln Sie darauf 15 Tropfen Lavandinöl sowie 10 Tropfen Zirbelkiefernöl. Verreiben Sie das Öl mittels Fingern mit dem Stärkemehl. Nun können Sie den Puder in das Säckchen einfüllen und es mit einer hübschen Schleife verschließen.

▶ Für die Füllung mit Lavendelblüten schütten Sie 1 große Hand voll frische oder getrocknete Blüten in einen Teller und aromatisieren sie mit einigen Tropfen Lavandinöl. Diese Mischung nun in das Säckchen geben und dieses dann verschließen.

▶ Hin und wieder sollten Sie das Aroma reaktivieren, indem Sie den verschlossenen Sack aus dem Wäschefach herausnehmen und die Blüten reiben. Sie können auch immer wieder ein paar Tropfen frisches Lavandinöl dazugeben.

Selbst gemachte Duftbeutel sind ein ideales Mitbringsel: Ein kleines Seiden- oder Leinentuch mit Lavendelblüten füllen, ein paar Tropfen Aromaöl dazugeben, zubinden – fertig!

Lavendelkissen

Größere Lavendelkissen dienen meist direkt als Kopfkissen. Sie sollten für die Füllung ein separates Inlay aus einem dickeren Stoff bekommen, der gleichzeitig als Polster dient, damit das Kissen etwas weicher wird. Sie können wie bei den kleinen Kissen Lavendelblüten nehmen oder – als noch weichere Variante – Wattebäusche mit Lavendelöl beträufeln und als Füllmaterial benutzen. Dabei ist Baumwollwatte zwar die natürliche Variante; sie verklumpt aber leicht. Formstabiler ist spezielle Füllwatte aus Kunstfaser.

Lavendel als Insektenvertreiber

Seit Urzeiten nutzt man den Lavendel als natürliches Insektenschutzmittel. Nicht nur lästige Motten, auch Stechmücken, Zecken, Ameisen, Holzwürmer und anderes Ungeziefer suchen bei diesem Duft schnell das Weite.

Für drinnen und draußen

▶ *Antimückenraumduft:* Stellen Sie zur Zeit der Dämmerung eine Aromalampe mit folgenden Zutaten auf – Wasser, 6 Tropfen Lavendelöl, 4 Tropfen Lemongrasöl.

▶ *Insekten abwehrender Sonnenschutz:* 2 Tropfen Lavendelöl und 1 Tropfen Nelkenöl in die Sonnenmilch mischen. Damit sind Sie vor Sonnenbrand und Insekten geschützt.

▶ *Lavendelmückenspray:* Füllen Sie eine Sprühflasche oder einen Zerstäuber mit Wasser, und geben Sie etwa 20 Tropfen Lavendel- und 6 Tropfen Zitronellgrasöl dazu. Den Duft im Raum versprühen.

▶ *Raumduft gegen Silberfischchen:* Stellen Sie in Badezimmer oder Küche eine Aromalampe mit 5 Tropfen Lavendel, 4 Tropfen Lemongras, 4 Tropfen Zedernholz und 5 Tropfen Zypresse auf.

▶ *Ameisenabwehr:* Füllen Sie eine Sprühflasche mit 1/2 Liter Wasser, dazu geben Sie 20 Tropfen Pfefferminzöl und 12 Tropfen Lavendelöl. Besprühen Sie damit die Ameisenstraße.

Duftende Öllampen sind bei Gartenfesten eine beliebte Alternative zu Kerzen. Sie haben nur einen großen Nachteil: Sie locken lästige Insekten an. Wenn man jedoch in das Lampenöl einige Tropfen Lavendelöl träufelt, hat man eine angenehm duftende Antimückenmischung.

Gegen Flöhe und Zecken bei Haustieren

Flohhalsbänder und Flohpulver für Hund und Katze enthalten giftige Insektenabwehrmittel. Wenn Sie Ihr Haustier auf sanfte Art schützen wollen, können Sie dies mit einem Hautöl tun, das Sie entweder direkt ins Fell einreiben oder auf die Fellbürste geben.

▶ Verschütteln Sie 7 Tropfen Lavendelöl und 3 Tropfen Teebaumöl mit 30 Milliliter Sesamöl. Dieses Hautöl können Sie auch auf verwundete oder entzündete Stellen geben.

Pflanzenschutz auf natürliche Art

Von Natur aus hat das ätherische Öl des Lavendels die Aufgabe, die Lavendelpflanze gegen den Befall von Pilzen und Parasiten zu schützen. Diese Schutzwirkung erfüllt die Essenz auch bei anderen Pflanzen. Ein Rezept für Blumen, die von Mehltau, Ameisen oder Blattläusen befallen sind:

▶ In eine mit 1/2 Liter Wasser gefüllte Sprühflasche geben Sie 20 Tropfen Lavendelöl, 10 Tropfen Teebaumöl und 5 Tropfen ätherisches Öl vom roten Thymian. Gut schütteln und die Pflanze anfangs bis zu 3-mal täglich besprühen, nach einer Woche 1-mal am Tag.

Kochen mit Lavendel

Haben Sie schon mal mit Lavendel gewürzt? Sein unspektakuläres und klares Aroma ist eine wunderbare Basis für phantasievolle Küchenspielereien. In der französischen Cuisine aromatique und der italienischen Cucina aromatica sind Lavendelblüten, Lavendelöl und Lavendelwasser schon seit langem ein selbstverständlicher Bestandteil vieler schmackhafter Gerichte.

Zum Kochen eignen sich nicht nur die Blüten, sondern auch die feinen Blätter und Triebe der Lavendelpflanze. Beim Grillen werfen Kenner nur einige Blättchen auf die glühende Kohle.

Für die Küche bitte nur Biolavendel

Da für die Aromaküche nur Pflanzen infrage kommen, die nicht mit Pestiziden behandelt wurden, sollten Sie nur wild wachsenden oder biologisch angebauten (nicht gespritzten) Lavendel benutzen.

Für den Gebrauch von ätherischem Lavendelöl in der Küche gilt: nur Lavendel extra aus Wildsammlung verwenden. Auch die anderen Aromaöle sollten auf jeden Fall 100-prozentig naturrein sein und die verwendeten Pflanzen möglichst aus kontrolliertem biologischem Anbau stammen.

Tipp:
Gehen Sie am Anfang in der Küche eher sparsam mit Lavendel um, denn er kann schnell zu dominant werden. Während der Geruch der Blüten angenehm aromatisch ist, kann ihr Geschmack bei sehr hoher Dosierung zu intensiv und bitter ausfallen.

Gefüllte Croissants mit Lavendelhonig

Zutaten: 4 Croissants, 60 g Butter, 400 g frische Erdbeeren, 1–2 EL Lavendelhonig, 1 Hand voll Lavendelblüten, fein gehackte Lavendelblätter, 4 EL Crème fraîche

▶ Die Croissants im Ofen aufbacken. Zwischenzeitlich die Butter in einem Topf zerlassen und die geputzten und halbierten Erdbeeren zugeben. Bei starker Hitze unter Rühren aufkochen lassen, bis die Früchte Saft ziehen.

▶ Den Honig dazugeben und alles unter Rühren 3 bis 4 Minuten lang weiter garen lassen, bis der Saft sirupartig eingekocht ist.

▶ Nun die Lavendelblüten und -blätter hineinstreuen und den Topf von der Kochstelle nehmen.

▶ Die Croissants aufschneiden, die Erdbeerfüllung hineingeben und mit je 1 Esslöffel Crème fraîche bekrönen.

Im Kühlschrank hält sich Lavendelsirup etwa zwei Wochen lang, tiefgefroren zwei Monate. Man kann ihn zum Süßen sowie Aromatisieren von Desserts verwenden und heiß bzw. kalt als Sauce zu Puddings, Eiscremes oder Biskuitkuchen servieren.

Lavendelsirup

Zutaten: 120 g feinkörniger Zucker, 150 ml Wasser, 2–3 Stängel Lavendel mit Blüten

▶ Den Zucker bei schwacher Hitze in Wasser auflösen. Den Zuckersirup zum Kochen bringen und 3 Minuten lang ziehen lassen, den Topf von der Kochstelle nehmen und den Inhalt in ein Glas umfüllen.

▶ Geben Sie die Lavendelstängel hinein, verschließen Sie das Glas, und lassen Sie den Sirup abkühlen.

▶ Wenn der Sirup nach Lavendel duftet, die Stängel herausnehmen.

Überzuckerte Lavendelblüten

Zutaten: 3 Eiweiße, 3–4 Hand voll Lavendelblüten oder Blütenblätter, 200 g feinkörniger Zucker

▶ Eiweiße leicht schlagen und die Blüten oder Blütenblätter vorsichtig damit bestreichen.

▶ Dann die Blüten gleichmäßig mit dem Zucker bestreuen und überschüssigen Zucker behutsam abschütteln.

▶ Legen Sie die Blüten auf ein mit Backpapier belegtes Gitter, und lassen Sie sie an einem warmen Ort etwa 2 Stunden lang trocknen.

▶ In einem luftdicht verschlossenen Plastikgefäß aufbewahren oder frisch verzehren. Mit den Lavendelblüten können Sie Sorbets, Eiscremes, Kuchen, Törtchen und Cremespeisen garnieren.

Lavendelkaltcreme

Zutaten: 1 EL Lavendelblüten, 2 EL Muskatellerwein, 200 g Mascarpone, 300 g Sauerrahm, 6 Tropfen Lavendelöl, 2 Tropfen Vanilleöl, 100 ml Lavendelsirup, 2 Eiweiße

▶ Lassen Sie die Lavendelblüten etwa 1/2 Stunde lang in dem Wein ziehen, anschließend aus dem Wein heraussieben.

▶ Schlagen Sie Mascarpone und Sauerrahm cremig.

▶ Reichern Sie den Wein mit dem Lavendel- und dem Vanilleöl an, und ziehen Sie ihn unter die Mascarponecreme.

▶ Rühren Sie den Lavendelsirup ein.

▶ Nun die Eiweiße steif schlagen und vorsichtig untermischen. Stellen Sie das Ganze für 1 Stunde ins Gefrierfach. Vor dem Servieren sollten Sie die Creme nochmals umrühren.

Mit selbst gemachtem Lavendelzucker erhalten Süßspeisen eine besondere Geschmacksnote. Ein bis zwei Wochen werden Lavendelblüten zum Aromatisieren in ein Schraubglas mit Zucker geschichtet. Vor Gebrauch die Blüten wieder entfernen.

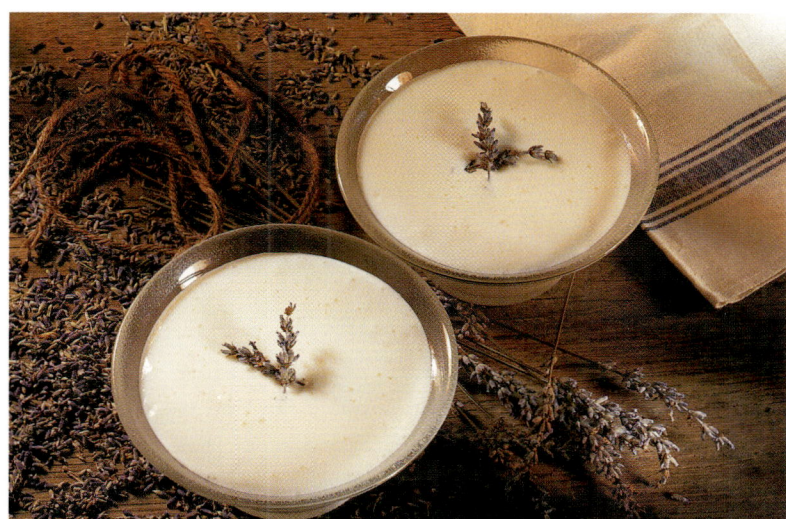

Die köstliche Lavendelkaltcreme ist eine gute Möglichkeit, ein mehrgängiges Menü mit einer originellen Nachspeise abzurunden.

Sauce aux fruits

Zutaten: 6 Tropfen Vanilleöl, 3 Tropfen Kakaoöl, je 1 Tropfen grünes Pfefferöl, Nelkenknospenöl, Bitterorangenöl, Lavendelöl, 100 ml Ahornsirup

▶ Verrühren Sie die ätherischen Öle mit dem Sirup. Als Sauce für einen Obstsalat reicht schon 1 Esslöffel dieser Mischung.

Lavendelsahne

Zutaten: 200 g Schlagsahne, 4 Tropfen Lavendelöl, 1 Tropfen Zimtöl

▶ Schlagen Sie die Sahne steif, und rühren Sie die beiden ätherischen Öle hinein. Diese aromatisierte Sahne schmeckt köstlich zu Obstkuchen, Obstsalat und Obstkaltschalen.

Lavendel-Orangen-Waffeln

Zutaten: 3 Tropfen Orangenöl, 1 Tropfen Lavendelöl, 3 EL Zuckerrübensirup, Waffelteig aus Wasser, Salz und 500 g Dinkelschrot

▶ Rühren Sie das Orangen- und Lavendelöl in den Zuckerrübensirup ein, und süßen Sie damit den Waffelteig.

▶ Wie gewohnt in einem Waffeleisen ausbacken.

Tipp Diese Waffeln schmecken besonders gut mit einer Lavendelsahnekrönung.

Ebenso wie Kräuteröl kann man sich auch einen Lavendelessig herstellen: Von 1 Flasche Weißweinessig 1 Tasse abschütten, Lavendelstängel in die Flasche geben, Tasseninhalt wieder einfüllen und die Stängel einige Wochen lang ausziehen lassen.

Lavendelwürzöl

Zutaten: 500 ml Pflanzenöl aus Oliven, Sonnenblumen, Disteln oder Traubenkernen, 5 Stängel Lavendel

▶ Gießen Sie 1 Tasse von Ihrem Pflanzenöl ab, und geben Sie die Lavendelstängel in die Flasche mit dem restlichen Öl.

▶ Nun gießen Sie das zuvor abgegossene Öl wieder dazu.

▶ Lassen Sie das Öl 1 bis 2 Wochen lang an einem mäßig warmen Ort ziehen, sieben Sie es durch, und füllen Sie es in eine saubere Flasche um. Kühl aufbewahren und als Salatöl verwenden.

Würzöl »Provence«

Zutaten: 100 ml Olivenöl, 6 Tropfen Muskatellersalbeiöl, je 2 Tropfen Lavendelöl, Korianderöl, Zitronenthymianöl, Basilikumöl, Orangenöl, 1 Tropfen Nelkenknospenöl

▶ Verschütteln Sie das Olivenöl mit den ätherischen Ölen in einer großen Flasche, und lassen Sie es 1 bis 2 Wochen lang in einer dunklen Flasche ziehen.

Tipp Dieses kräftige Würzöl eignet sich zur Verfeinerung der provenzalischen Ratatouille, für Salate und Kräuterkartoffeln.

Lavendelsalat

Zutaten: 1 EL gehackte Lavendelblätter, 3 EL Distelöl, 1 EL Lavendelessig, 1 Prise Salz, 1 Prise Pfeffer, 150 g Eichblattsalat,

▶ Zunächst werden die gehackten Lavendelblätter mit dem Öl, Essig, Salz und Pfeffer gut vermischt.

▶ Dann erst sollten Sie den Salat waschen und erst kurz vor dem Servieren mit der Sauce anmachen.

Lavendelminestrone

Zutaten: 1 kg Mischgemüse (bestehend aus Karotten, Zucchini, Kartoffeln, Bohnen, Lauch, Erbsen o. Ä.), 1 große Zwiebel, 5 Tomaten, 4 EL Olivenöl, je 2 Tropfen Basilikumöl und Lavendelöl, 1 l Wasser, 2 Knoblauchzehen, 1 Prise Salz, 1 Prise frisch gemahlener schwarzer Pfeffer, 1 Bund frisches Basilikum, 2 EL geriebener Parmesan

▶ Das Gemüse putzen und in gleich große Stücke schneiden, die Zwiebel schälen und würfeln. Die Tomaten mit kochendem Wasser übergießen, enthäuten und in Würfel schneiden.

▶ In der Zwischenzeit wird das Olivenöl mit den ätherischen Ölen zusammen in einem Suppentopf erhitzt und alles länger zu garende Gemüse wie Karotten, Kartoffeln und Zwiebeln darin angebraten.

▶ Gießen Sie das Wasser auf, und geben Sie das restliche Gemüse hinzu, das dann bei schwacher Hitze etwa 30 Minuten lang kochen soll.

Diese Minestrone ist eine Alternative zu der herkömmlichen. Normalerweise wird diese mediterrane Gemüsesuppe mit Kräutern der Provence gewürzt, in denen der Lavendel übrigens ein fester Bestandteil ist.

▶ Geben Sie nach einer Weile Knoblauch, Salz und Pfeffer hinzu.

▶ Die frischen Basilikumblätter und der Parmesan kommen erst beim Anrichten auf dem Teller als Garnitur auf die Minestrone.

Gegrillter Lavendelfisch

Zutaten: 4 EL gehackte Lavendelblätter, 3 EL Olivenöl, 3 gehackte Frühlingszwiebeln, in Streifen geschnittene Schale von 1 unbehandelten Orange, 2 ausgenommene und entschuppte Petersfische (oder andere mittelgroße Meeresfische)

▶ Vermischen Sie die Lavendelblätter mit dem Öl, den Zwiebeln und der Orangenschale zu einer Marinade, und lassen Sie die Fische darin 3 bis 4 Stunden lang ziehen.

▶ Fische herausnehmen und etwa 10 Minuten auf jeder Seite grillen. Dabei immer wieder mit der Marinade bepinseln.

Lammfleisch ist sehr mager, relativ schadstoffarm und gut bekömmlich. Besonders schonend gart es in Alufolie gewickelt im Backofen.

Lammkoteletts mit Lavendel

Zutaten: 3 Knoblauchzehen, 20 frische oder getrocknete Lavendelzweige mit Blüten, 8 Lammkoteletts zu je etwa 100 g, Salz, frisch gemahlener schwarzer Pfeffer, 150 ml trockener Sherry, 100 g Butter

▶ Hacken Sie den Knoblauch klein, und zupfen Sie die Lavendelblüten von den Stängeln.

▶ Nun die Koteletts salzen und pfeffern. Schütten Sie den Sherry in eine große Bratpfanne, geben Sie das Fleisch zu, und bestreuen Sie es mit dem Knoblauch. Die Pfanne sollte mit einem Deckel geschlossen werden und das Fleisch darin bei mittlerer Hitze etwa 6 Minuten lang dünsten.

▶ Wenden Sie die Koteletts. Streuen Sie die Lavendelblüten darauf, und lassen Sie das Ganze weiter dünsten. Nach 5 Minuten sind die Koteletts durch und können warm gestellt werden.

▶ Reichern Sie die Fleischsauce mit der in Stücke geschnittenen Butter an, und gießen Sie sie zum Schluss über die Koteletts.

Tipp Als Beilagen zu den Lammkoteletts mit Lavendel eignen sich am besten frische grüne Bohnen und Kartoffeln.

Über die Autorin

Gerti Samel studierte Germanistik und Soziologie und ist heute Journalistin. Seit zehn Jahren zeichnet sie bei der Zeitschrift »Cosmopolitan« verantwortlich für die Bereiche Gesundheit, Ernährung, Esoterik und Umwelt. Ihr Spezialgebiet ist dabei Naturheilkunde und alternative Medizin.

Wissenschaftliche Beratung

Dr. rer. nat. Max Amann (Heilpraktiker, Chemiker und Phytologe)

Literatur

Samel, Gerti: Aromastoffe. Heilende Essenzen von A bis Z. Südwest Verlag. 2. Auflage, München 1997

Bulla, Gisela: Natürliche Heilung durch Aromatherapie. Südwest Verlag. 4. Auflage, München 1997

Tisserand, Maggie/Jünemann, Monika: Zauber und Kraft aus Lavendel. Windpferd Verlagsgesellschaft. 4. Auflage, Aitrang 1995

Lawless, Julia: Lavendelöl. Gesundheit und Schönheit aus der Natur. Econ Verlag. Düsseldorf 1996

Hinweis

Das vorliegende Buch ist sorgfältig erarbeitet worden. Dennoch erfolgen alle Angaben ohne Gewähr. Weder Autorin noch Verlag können für eventuelle Nachteile oder Schäden, die aus den im Buch gemachten praktischen Hinweisen resultieren, eine Haftung übernehmen.

Bildnachweis

AKG, Berlin: 6, 9, 48, 83; Albrecht Dirk, Meinerzhagen: 91; Bilderberg, Hamburg: 24 (Hans Madej); Botanik-Bildarchiv Laux, Biberach/Riss: U1 (Fond), 84; Das Fotoarchiv, Essen: 79 (Claus Meyer); Interfoto, München: 11 (N.N.); Nagy Michael, München: U1 (Einklinker); Pflanzenarchiv Lavendelfoto, Hamburg: 12 (G. Höfer), 18 (Spohn); Südwest Verlag, München: 26 (Karl Newedel), 32 (Claudia Rehm), 37 (Christophe Schneider), 38, 43 (Michael Nagy); The Image Bank, München: U4 (Bullaty/Lomeo), 1 (Grant v. Faint); Tony Stone, München: 31 (Carol Ford); Tunger Matthias, Puchheim: 53, 57, 62, 65, 71

Impressum

© 1998 W. Ludwig Buchverlag in der Südwest Verlag GmbH & Co. KG, München Alle Rechte vorbehalten. Nachdruck – auch auszugsweise – nur mit Genehmigung des Verlags.
2. Auflage 1998
Redaktion:
Silke Weidner,
Conny Lüdicke
Projektleitung:
Nicola von Otto
Redaktionsleitung:
Dr. med. Christiane Lentz
Bildredaktion:
Sabine Kestler
Produktion:
Manfred Metzger
Umschlag:
Till Eiden
Layout:
Wolfgang Lehner
DTP/Satz:
Mihriye Yücel
Druck:
Weber Offset, München
Bindung:
R. Oldenbourg, München

Printed in Germany

Gedruckt auf chlor- und säurearmem Papier

ISBN 3-7787-3666-3

Register

Abwehrschwäche 52
Akne 35, **53**
Ängste 18, **54**, 58f., **63**, 74
Aromaküche 4, **89ff.**
Aromatherapie 4f., 14, 26, **32ff.**, 36, 48, 52, 59, 66, 76
Auflagen 55, 57, 77

Bäder **34f.**, 48, 52, 54ff., 61f., 64, 67, 69, 75, 77
Blasenentzündung 55
Blutdruck, niedriger 56f.
Blüten **29f.**, 47, 86f., 89ff.
Bluthochdruck 56
Bronchialasthma 18
Bronchitis 17, 20
Brustdrüsenentzündung 57f.
Bulimie/Magersucht 58

Depressive Verstimmung 58f.
Dermatitis (Ekzeme) 59
Desinfektion 4, 7, 21, **60**
Duftöle, sonstige 34

Echter Lavendel (Lavandula angustifolia) 14ff., 19, 22, 52
Enttäuschung (vom Leben) 60f.
Erkältungskrankheiten 18, 20, 33, 35, 48, 52, **61**
Erschöpfung 62
Erwartungsangst 63

Feuchtigkeitsbehandlung 41
Fieber 11, 30, **64**
Fluidextrakt 26, **28f.**
Furunkel 64
Fußpflege 45
Fußpilz 65

Gesichtspeeling 39
Gesichtswasser **39f.**, 53
Grosso (Lavendelsorte) 19
Gurgellösungen 60, 65, 70

Haarpflege **42f.**, 68
Halsschmerzen 65
Handbad 44
Hautpflege 4, 26f., 32, **38ff.**, 77
Herzbeschwerden, funktionelle 66
Homöopathie **30f.**, 55, 70
Hydrolat **27**, 38, 41, 59

Inhalationen 26, 61, 76
Insekten, Schutz vor 4, 26, 84, **88**
Insektenstiche/-bisse 6, **78**

Jetlag 66f.

Kölnischwasser (4711) 10, **46**
Kompresse 40f., 59, 71f., 77
Kopfschmerzen 9, 33, **67**
→ Migräne

Läuse 67f.
Lavandin **18ff.**, 22, 84f.
Lavendel fein **15**, 52
Lavendel
– bei der Geburt 77
– Eigenanbau 22ff.
– Ernte 25
– Erste Hilfe mit 78ff.
– geistig-seelische Kräfte 81ff.
– Geschichte 6ff.
– im Haushalt 84ff.
– Inhaltsstoffe 20f,
– Kultivierung 13
– Trocknen der Blüten 25
– und Astrologie 82f.
– und Chakras 83
– Verwendung 26ff.
Lavendelanbau 12ff.
Lavendelkissen/-säckchen 25, 29, 75, **87**
Lavendelöl, ätherisches 5, **26**, 38ff., 48, 52ff., 78ff., 83, 86, 88
Lavendelpotpourris 86
Lavendelsorten **13ff.**, 22
Lavendeltyp (Test) 50f.
Lavendelwasser 27
Lavendelwein 29
Leberstörungen 68f.
Linalool 21
Linalylazetat 20f.

Magenbeschwerden 6, **69**
Massagen **36ff.**, 48, 52, 54, 58f., 63, 67, 69ff., 73, 75
Migräne 69
Minderwertigkeitsgefühle 70
Mundgeruch 70
Muskelverspannungen 71f.

Nagelbettentzündung 72
Nagelpflege 44
Nervosität 11, 21, 33, 49, 54, **72f.**
Neurasthenie 73

Ohrenschmerzen 73f.

Panikattacken 74
Parfüm 5, **8ff.**, 19, 26, **45ff.**
Pickelbehandlung 40, 80
Psyche 21, **28f.**, 49

Raumduft **32f.**, 59, 64, 88
Rezepte mit Lavendel 90ff.

Salbe 66, 76
Scheidenausfluss 74f.
Schlaflosigkeit 29f., 33, **75**
Schlaganfall 75
Schnupfen 18, 20, 33, **76**
Schönheitspflege
→ Hautpflege, Haarpflege
Schopflavendel 17f.
Seife 47
Speiklavendel **16f.**, 19, 22
Stecklinge gewinnen 24
Störungen, funktionelle 49
Stress 4, 11, 18, 33, 35, 49, 52, 59

Tees 26, **30**, 53ff., 61, 63, 66f., 69f., 72f., 75f.
Tinktur 26, **28**
Trägersubstanzen
– bei Bädern 34
– bei Massagen 36
Tuberkulose 16

Vegetative Dystonie 76
Verbrennungen 79f.

Wasserdampfdestillation 26f.
Wundheilung 7, **80**